Sarah Barker:
Haltung zeigen

Das Praxisbuch zur Alexander-Technik

Aus dem Amerikanischen von Jürgen Saupe

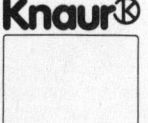

Für Marj

Inhalt

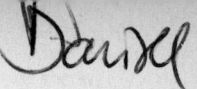

Teil II
Die Praxis der Technik
Wie sie geübt wird

Danksagung

Bevor ich mich auf das Schreiben eines »So wird's gemacht«-Buches über die Alexander-Technik einließ, dachte ich lang und intensiv nach: die Idee, die Technik aus einem Buch zu erlernen, schien revolutionär und vielleicht sogar ketzerisch. Dann fiel mir ein, daß ihr Schöpfer F. M. Alexander eigenständig entdeckt hatte, wie der Gebrauch seines Körpers zu steuern war. Uns fehlt vielleicht seine geniale Schöpferkraft, aber wir können sicher lernen, wie das zu machen ist, wenn uns eine Reihe klarer Richtlinien geboten werden.

Als ich mit den nötigen Nachforschungen begann, kamen mir viele Menschen zu Hilfe, denen ich sehr dankbar bin. Ich möchte den verschiedenen Alexander-Lehrern danken, bei denen ich gelernt habe und mit denen ich lange Gespräche führte, allen meinen Schülern, vor allem jenen, die geduldig meine Experimente im Unterrichten über sich ergehen ließen, die ich in Vorbereitung dieses Buches durchführte und die ihnen hoffentlich etwas gebracht haben. Besonderer Dank gilt meinen Kollegen und Mitarbeitern auf dem Rancho Linda Vista in Arizona, die mir durch ihr eindringliches Fragen halfen, auch den nahen Freunden, die mir stets Mut machten und Kraft gaben, weiterzuarbeiten.

Mein Kollege Peter Trimmer half mir freundlicherweise mit seinem Sachverstand, die erläuternden Fotos zum Buch zu gestalten.

Ich bin auch einigen bedeutenden Wissenschaftlern auf diesem Gebiet zu Dank verpflichtet, auf deren Arbeit ich oft zurückgreife und deren persönliche Hilfe in einigen Fällen unerläßlich für mich war.

Ich danke Professor Nikolaas Tinbergen von der Oxford University für seine ungewöhnliche Rede, mit der er 1973 den Nobelpreis für Medizin entgegennahm und die die Alexander-Technik in eine moderne wissenschaftliche Perspektive rückt; Professor Raymond A. Dart, Professor Emeritus der Anatomie und Dean Emeritus der medizinischen Fakultät der University of Witwatersrand in Südafrika, für die Einsichten in seinem *Anatomist's Tribute to F. Matthias Alexander;* dem verstorbenen Dr. Frank Pierce Jones, Research Associate am Tufts Institute for Psychological Research, dessen Arbeiten über die Alexander-Technik viel zu ihrem wissenschaftlichen Verständnis beitrugen; Dr. Wilfred Barlow für seine aufschlußreichen Berichte über die medizinische Verwendbarkeit der Technik bei der Behandlung von Patienten; Edward Maisel, dessen Einleitung zu *Die Grundlagen der F. M. Alexander-Technik* (Arbor-Verlag), einer unentbehrlichen Sammlung von Schriften Alexanders, viel dazu beitrug, daß die Alexander-Technik öffentliche Anerkennung fand. An ein paar Stellen habe ich mit Maisels großzügiger Erlaubnis einige Abschnitte seiner Arbeit fast wörtlich übernommen.

Freilich gebührt der tiefste Dank Alexander selbst, der die Richtlinien für alle aufstellte, die ihm gefolgt sind.

Das Buch ist nicht in der Absicht geschrieben, die Auffassungen der vielen Menschen widerzuspiegeln, die mir halfen. Die Verantwortung für das Vorhaben liegt ganz und gar bei mir.

Sarah Barker

Teil I

Die Alexander-Technik kennenlernen

Welche wichtigen Vorteile sie bietet

Kapitel 1

Die Alexander-Technik: Das Wie und Warum

Stell dir eine Technik vor, mit der die Tätigkeit deines Körpers umgewandelt werden kann, und zwar so einfach, daß du sie selbst erlernen kannst, mit so erstaunlichen Ergebnissen, daß sich im körperlichen wie seelischen Leben bald eine Besserung einstellt, als hätte sich eine Pforte in eine andere Welt aufgetan. Es handelt sich hier um die Alexander-Technik, die nach ihrem Entdecker F. Matthias Alexander benannt ist und die auf der ganzen Welt als eine der ungewöhnlichsten Entdeckungen unserer Zeit angesehen wird.

Wissenschaftliche Anerkennung

Viele Leute sind befremdet, wenn sie hören, was die Alexander-Technik bei ihnen bewirken könnte; die erstaunlichen Ergebnisse sind jedoch wissenschaftlich untermauert worden. Schon vor 1955, dem Todesjahr Alexanders, und danach haben Schüler und Anhänger viel geforscht, um seine Erkenntnisse zu erhärten. Im Tufts Institute for Experimental Psychology wurden fünfundzwanzig Jahre lang Untersuchungen mit Hilfe quantitativer Messungen und Kontrollgruppen durchgeführt, die viel zur Aufklärung der Frage

beitrugen, warum die Alexander-Technik scheinbar Wunder wirkt. Eine imposante Menge klini-
scher Daten wurde gesammelt, Berichte von Ärzten, wie außerordentlich wirksam vielen Patienten geholfen werden konnte.

Sich in Hochform fühlen

Die meisten von uns haben zwar keine bestimmten Beschwerden, schleppen sich aber Tag und
Nacht in einem Zustand dahin, der tief unter dem
bestmöglichen liegt. Wir »schaffen's irgendwie«,
»es geht«. Gute Gesundheit wird als nicht krank
sein verstanden. Während Lebendigsein für uns
heißt, die Nase eben noch über dem Wasser zu
haben, sieht die Alexander-Technik ein kräftiges,
mächtiges Gefühl des Wohlbefindens für normal
an: ein freier, gelöster Körper mit einem beweg-
lichen, hellwachen Geist.
In unserer Zeit haben die Menschen begonnen,
ihre Körper als einzigartig und wundervoll zu
schätzen. Wir sehen, daß es auf der ganzen Welt
keine Geräte gibt, ob nun elektronische, mit Com-
putern verbundene oder mit Laserstrahlen betrie-
bene, die so unverwüstlich wie der menschliche
Körper sind oder über so fein abgestufte Fähigkeiten verfügen. Viele wissen nun, daß wir unsere
Lebensabläufe durch Unwissenheit und Gleich-
gültigkeit unnötigerweise einengen, und die Aus-
sicht der Menschheit zu überleben, hängt heute
vielleicht mehr denn je davon ab, wie die Männer
und Frauen sich heilen.
Dieser Umstand kann sich als wichtiger erweisen

als unsere Fähigkeit, die Umwelt noch mehr in den Griff zu kriegen. Wir haben nicht nur die Naturreichtümer des Planeten gedankenlos geplündert, sondern mißbrauchen noch dazu Tag für Tag den wertvollsten aller Schätze – unseren Körper – und treiben so Raubbau mit unseren Energien. Wir haben noch kaum begriffen, über welches gewaltige Potential wir verfügen.

Alter ist kein Hindernis

Wenn du dich für zu alt hältst, um noch etwas so Revolutionäres kennenzulernen, irrst du dich. Zu spät ist es nie. Du kannst selbst nach vierzig oder fünfzig Jahren fehlerhaften Gebrauchs anfangen, eine heilsame, gesunde Änderung einzuleiten. John Dewey, einer der Väter der wissenschaftlichen Philosophie und modernen Pädagogik befaßte sich erst mit achtundfünfzig mit der Alexander-Technik. Er erlebte eine außerordentliche Verjüngung, führte noch fünfunddreißig Jahre ein erfülltes, reiches Leben. Der zweiundneunzigjährige Dewey meinte, sein Üben der Alexander-Technik sei der Grund, warum er ein hohes Alter erreicht habe und rüstig geblieben sei. George Bernard Shaw lernte die Technik mit achtzig kennen und wurde vierundneunzig.

Bei Übergewicht

Mit Hilfe der Alexander-Technik kannst du deine äußere Erscheinung verbessern. In dem bei uns üblichen Streben nach einem attraktiveren Körperbau wird etwas ganz Entscheidendes übersehen. Wir wissen genug über Kalorien, Ernährung und die Gefahren, die uns drohen, wenn wir zuviel essen. Wir wissen einiges über Gymnastik, Leibesübungen und Anstrengung. Es wird jedoch kaum über einen anderen wichtigen Faktor gesprochen, der über den Erfolg in der Suche nach einem gut proportionierten Körper entscheidet. Wie tragen wir unser Gewicht, ganz gleich, wie hoch es ist? Wie kommt es, daß der Rumpf zweier Menschen von gleichem Gewicht und Körperbau so unterschiedlich sein kann, der eine mit richtiger Taille und Brust, der andere schlaff und dicklich? Die Alexander-Technik bewirkt unter anderem auch, daß der Körper sein Gewicht besser trägt.

Der Wirrwarr der Gefühle

Wir haben alle unsere »Zustände« und wissen nur zu gut, daß die menschliche Entwicklung generell durch Angstreflexe verzögert wird, die unnötigerweise von Gefühlen, Vorurteilen und starren Gewohnheiten ausgelöst werden. Viele Fachgrößen sind daher aus einem Grund von der Alexander-Technik tief beeindruckt, den Aldous Huxley wie folgt umschreibt: »Wenn einem Menschen beigebracht wird, seinen leiblichen Organismus bewußt zu erleben, ihn so zu gebrauchen, wie er eigentlich gebraucht werden sollte, ändert sich oft seine gesamte Lebenseinstellung, und seine neurotischen Züge sind kuriert.«

Huxley kann seine eigene Geschichte als Beispiel anführen. Der berühmte Schriftsteller, der sich sein Leben lang in schlechter körperlicher Verfassung befunden hatte, war wie umgewandelt, als er sich mit der Alexander-Technik befaßte. Er hatte sich allmählich von den Menschen zurückgezogen, da ihn der gesellschaftliche Umgang zu viele körperliche wie geistige Kräfte kostete, und er wurde von tiefer Depression und chronischer Schlaflosigkeit geplagt, die jede Arbeit fast unmöglich machten. Er hatte es vergeblich mit Gärtnern, Yoga und anderen Mitteln versucht, bis ihm die Alexander-Technik neues Leben gab.

Kann uns die Technik bei unseren geistigen und emotionalen Problemen wirklich helfen? Professor Frank Pierce Jones, der bedeutendste wissenschaftliche Forscher der Alexander-Schule stellt fest, daß die Auswirkungen der Technik auf den Körper zwar bemerkenswert seien, daß »die psychologischen Konsequenzen jedoch wichtiger sind«. Einige sind natürlich, wie er meint, erfreuliche Nebenwirkungen der Verbesserung der körperlichen Verfassung, da ja auch eine Änderung der Geisteshaltung von einer Stärkung der Gesundheit begleitet sein kann. Wenn der Körper keine Last zu tragen hat, kommt es nicht so schnell zu Depressionen. Ebenso hellt sich unser Selbstbild auf, wenn unser Körper an Tüchtigkeit gewinnt. Wir sehen dann auch, wieviel leichter es uns fällt, andere Menschen zu mögen, wenn wir entspannter mit uns selbst umgehen können.

Jones stellte aufgrund eigener Erfahrung fest, daß nicht nur angenehme Nebenwirkungen auftreten, die ebenfalls von anderen Therapien bekannt sind, sondern daß auch »fast sofort eine Zunahme des geistigen und emotionalen Gleichgewichts« zu spüren ist. Und zwar deshalb, weil die Alexander-Technik ein brauchbares Verfahren bietet, wie die emotionalen Probleme direkt angegangen werden können; wir sind dann der Verwirrung, Sorge, Wut und panischen Angst nicht mehr auf Gedeih und Verderb ausgeliefert.

Leben ohne Streß

Wir können ganz leicht sehen, wie das funktioniert. Wenn du das nächstemal wütend bist, achtest du darauf, ob du die Hände ballst oder verkrampfst. Oder ob du auch die Schultern hochziehst und den Brustkorb starr hältst. Oder wie du, wenn du unruhig bist, fahrige Bewegungen machst.

Das sind alles Reaktionen an der Oberfläche, die wir beobachten können. Dahinter stehen unbewußte Spannungszustände, die zu Verhaltensweisen führen, die unsere Beziehungen zu anderen Menschen stören.

Wenn du die geballten Fäuste öffnest, mit Hilfe der Alexander-Technik die fahrigen Bewegungen läßt, stellst du möglicherweise fest, daß sich deine Gefühle besser steuern lassen, weil du sie nicht mehr durch körperliche Verspanntheit verstärkst. Wenn dieser Kreis durchbrochen ist, der Gefühle durch Körperverspannungen verstärkt, entdeckst du vielleicht sogar, daß alle Unruhe verschwunden ist. Du fragst dich höchstens noch, wo der Zorn oder die panische Angst geblieben sind. Du kannst dann befreit die Emotionen in wenigen Augenblicken vollständig erleben und wieder klar denken.

Die neue, bewußte Steuerung wirkt sich nicht so aus, daß jegliche Gefühlsregungen verschwinden – das Leben wäre recht langweilig ohne sie –, sondern sie ermöglicht dir, spontaner und angemessener auf alle Ereignisse zu reagieren, weil du nicht mehr in der einen ängstlichen oder zornigen Reaktion festsitzt, die früher deine Standardantwort war.

Sei, wer du bist

Die Alexander-Technik ist besonders wertvoll für Menschen, die sich nicht mit Medikamenten vollstopfen, nicht von Therapie zu Therapie in der Hoffnung eilen wollen, irgendwie von ihren Spannungen erlöst zu werden. Unzählige Menschen leben halbwach dahin, gehen mit einem ganzen Arsenal von Beruhigungsmitteln gegen ihre Depressionen und Ängste an, lassen sich voller Hoffnung auf jede Mode ein. Wenn sie sich mit der Technik befassen, finden sie eben keine Zauberformel, die sofort alle Probleme löst. Sie finden vielmehr die Möglichkeit, sich aus den Zwängen der Gewohnheit zu befreien, und können in gewissem Umfang eine Wahl treffen. Ihr Handlungsspielraum wächst, ganz gleich, was sie unternehmen.

Günstige Wirkung bei vielen Krankheiten

Einer Reihe von Leuten fiele es sicher schwer, die großartigen Heilerfolge der Alexander-Technik gelten zu lassen, wenn es nicht die Berichte angesehener Ärzte und Wissenschaftler gäbe.

Als Professor Nikolaas Tinbergen 1973 den Nobelpreis für Medizin erhielt, ging er in seiner Rede ausführlich auf die Technik ein. Er erzählte, wie sein Interesse an ihr durch ein kleines Experiment geweckt wurde, das er mit seiner Familie durchgeführt hatte. Er hatte mit seiner Frau und einer seiner Töchter zur gleichen Zeit begonnen, die Technik zu erlernen. Die Funktionsweise der Muskulatur änderte sich allmählich, und die Resultate waren so unglaublich, daß sie aus dem »Staunen nicht herauskamen«. Sie stellten zum Beispiel fest, daß sich die Technik sehr günstig auf so unterschiedliche Dinge wie hohen Blutdruck, den Atem, gesunden Schlaf, Lebensfreude und geistige Regsamkeit auswirkte, daß auf Spannungen von außen beweglicher reagiert wurde. Selbst das Spielen auf Saiteninstrumenten erfuhr eine Verfeinerung.

Tinbergen hielt es auch für wahrscheinlich, daß bestimmte andere Leiden, die mit Streß zusammenhängen, durch die Alexander-Technik vorteilhaft zu beeinflussen sind: Rheuma, dazu verschiedene Formen der Arthritis, Erkrankungen der Atemwege, selbst Asthma, Kreislaufschwächen, die zu hohem Blutdruck und Herzleiden führen können, die unterschiedlichsten Magen-Darm-Beschwerden, sexuelle Schwierigkeiten, Migräne und depressive Zustände, die häufig zu

Selbstmord führen. Seiner Ansicht nach könnte die Alexander-Technik bei diesen wie auch anderen nichtansteckenden Krankheiten hilfreich sein.

Tinbergen meinte abschließend, daß die Alexander-Technik zwar kein Allheilmittel ist, das immer und in jedem Fall eingesetzt werden kann, »daß sie jedoch ohne Zweifel oft zu tiefgreifenden und günstigen Resultaten führt, wobei ich noch einmal wiederhole, sowohl im psychischen wie im somatischen Bereich«.

Der Arzt Dr. Wilfred Barlow machte Reihenuntersuchungen von Männern und Frauen, die die Alexander-Technik lange geübt hatten, und gab an, daß es in dieser Gruppe keine Erkrankungen der Kranzgefäße, keinen Krebs, weder Schlaganfälle, rheumatische Gelenkleiden, Bandscheibenschäden, Magengeschwüre noch Nervenleiden gab, und auch keine ernstlichen Geistesstörungen. Barlow nannte diese Statistik »beinahe unglaublich« und schloß, daß 99 Prozent der Bevölkerung die Technik brauchen könnten.

Das *British Medical Journal* veröffentlichte einen von neunzehn Ärzten unterschriebenen Brief, der bestätigte, daß die Technik bei der Behandlung vieler Patienten geholfen habe, und der die Ärzteschaft aufforderte, von der Technik Notiz zu nehmen und sie zu prüfen. Wir müssen darauf hinweisen, daß eine solche Überprüfung noch nicht geschehen ist. Es hat sich zwar eine beträchtliche Menge persönlicher Berichte angesammelt, doch die Heilwirkungen, die der Technik zugeschrieben werden, sind von der Wissenschaft noch nicht eingehend untersucht worden.

Daher muß zur Vorsicht geraten werden. Bei Erkrankungen, selbst solchen, welche auf die Belastungen zurückzuführen sind, die wir uns ständig zumuten, oder welche durch sie noch kompliziert werden, kann nur ein Arzt beurteilen, ob die Alexander-Technik eine Hilfe ist.

Eine einfache Methode

Die Alexander-Technik tut allen möglichen Menschen gut. Wer wie Musiker, Tänzer, Schauspieler vom Beruf her am Körper interessiert ist, räumt ihr einen wichtigen Platz in den Übungsprogrammen ein. Kliniken in New York, London und anderswo bieten sie ihren Patienten als wertvolles Hilfsmittel der Heilgymnastik an. Modezeitschriften wie *Vogue* und *Harper's Bazaar* haben ihre Leserinnen darüber unterrichtet, wie sich die Technik auf die körperliche Verfassung von Menschen auswirkt, die teure Kleidung zur Schau stellen.

Das Buch führt dich in die Denkweise und Körperbewegung nach F. M. Alexander ein. Es stellt eine einfache Methode dar, mit der du dir die Technik selbst beibringen kannst. Professor Frank Pierce Jones schreibt: »Da die Alexander-Technik vor allem aus der Anwendung einer experimentellen Methode besteht, die sich mit den Problemen des Verhaltens im Alltag befaßt, kann sofort mit dem Üben begonnen werden, auch wenn kein Lehrer zur Verfügung steht.«

Im Teil I ist das Grundprinzip der Alexander-Technik in einem sehr einfachen Schritt zusammengefaßt, der die Grundbewegung heißt (Kapitel 4). Sie ist wie ein Kompaß, der dir die Richtung zeigt, ganz gleich, welche körperlichen oder geistigen Schwierigkeiten dir zusetzen. Sie gibt dir in allem, was du tust, eine Orientierungshilfe. Du kannst sie ohne weiteres anwenden, ob du im Theater sitzt oder an einer Haltestelle stehst und auf den Bus wartest.

Teil II bietet ein systematisches Programm in sieben einfachen Schritten, die dir zeigen, wie du die Grundbewegung erweitern kannst, wie du von ihr ausgehend alles, was du tagtäglich tust, besser machen kannst. Der Vorgang wird durch diese Schritte erleichtert, weil sie sich auf fast alles anwenden lassen, was du tust.

Wenn wir das Grundprinzip von F. M. Alexander und die Arbeitsweise verstehen wollen, die aus ihm abgeleitet ist, müssen wir mehr über den Menschen Alexander und die Umstände erfahren, die zu der großen Entdeckung führten. Professor Tinbergen sagte in seiner Rede anläßlich der Verleihung des Nobelpreises: »Die Geschichte des Wahrnehmungsvermögens, der Intelligenz und der beharrlichen Versuche, die mit dem Namen eines Mannes verbunden ist, der keinerlei medizinische Ausbildung genoß, stellt eins der wahren Epen medizinischer Forschung und Praxis dar.«

Kapitel 2

Wie die Technik entdeckt wurde

In der Geschichte der Wissenschaft lagen anscheinend viele große Neuerungen einfach in der Luft
und warteten darauf, von einem bedeutenden
Menschen entdeckt zu werden. So ist zum Beispiel von Newton und Leibniz bekannt, daß sie
etwa im gleichen historischen Augenblick das
wichtige mathematische Instrument der Infinite-
simalrechnung unabhängig voneinander fanden.
Es gibt jedoch andere Wendepunkte, nicht weniger wichtig für das Wohl der Menschheit, die ganz
und gar außerhalb der herkömmlichen Studien-
objekte und Forschungsarbeiten erreicht wurden.
Auf den ersten Blick scheint die neue Theorie
dem Denken ihres Schöpfers unvermittelt ent-
sprungen zu sein. Bei näherer Betrachtung sehen
wir, daß sie tatsächlich fast alles der besonderen
Gabe jenes Menschen und seinen speziellen Le-
bensumständen verdankt. Die Entdeckung der
Alexander-Technik ist sicher einer dieser Wendepunkte.

Eine australische Geschichte

Frederick Matthias Alexander stammt aus einem abgelegenen Winkel des australischen Busches. Er wurde 1869 in der kleinen Stadt Wynyard auf der Insel Tasmanien geboren. Über seinen Vater ist kaum etwas bekannt, außer daß er arm war und hart arbeitete. Sein Einfluß auf den Sohn war sicher schwächer als der der Mutter, einer ungewöhnlichen Frau, die dem Kind in seinen Entwicklungsjahren näher war. In dieser wilden und abgelegenen Weltgegend konnte sie zwei ihrer Gaben verbinden, um ihren Nachbarn zu helfen, Reiten und ihre Geschicklichkeit als Hebamme (zu diesem Dienst gehörten auch Krankenpflege und andere ärztliche Pflichten). Die Ärzte in der Gegend riefen sie oft zu Hilfe, und wenn es manchmal rasch gehen mußte, sattelte sie das Pferd und ließ es gleich über das abgeschlossene Tor setzen, um keine Zeit mit dem Aufriegeln zu verlieren.

Alexander unterschied sich schon früh von den anderen Kindern. Allem alten Trott und den üblichen Ansichten stand er anscheinend schon immer mißtrauisch gegenüber. Blinder Glaube genügte ihm nicht. Sein Lehrer, ein Schotte, der aus Gesundheitsgründen nach Australien ausgewandert war, verstand glücklicherweise, daß es seinem schwierigen Schüler um mehr ging als nur um Aufsässigkeit. Er sprach mit dem Vater und gab dem Jungen abends Privatunterricht. Das war die einzige Schulbildung, die Alexander erhielt. Und obwohl er keine der üblichen Schulen besuchte, gewann er Preise und bestand mühelos alle Prüfungen.

Eine Krise auf der Bühne

Er hätte, wie sein Lehrer es sich wünschte, ebenfalls den Lehrberuf ergreifen können, doch weil
die Familie arm war, mußte der älteste Sohn Arbeit suchen. Er nahm eine Stelle in der örtlichen
Zinngrube an. Am liebsten wäre er auf die Bühne
gegangen, weil ihn das Theater schon als Kind
begeistert hatte. Mit sechs begann er sich in den
Rezitationen zu üben, die damals so beliebt waren. Mit neunzehn galt Alexander als fähiger
Shakespeare-Rezitator und konnte sich trotz seiner Arbeit bei der Bergbaugesellschaft mit Recht
für einen professionellen Schauspieler halten, der
auf vielen kleinstädtischen Bühnen Rezitations-
abende gab. Auf die Zinngrube folgten andere
Stellungen, die ihm nicht sehr zusagten. Als er
schließlich in Melbourne versuchte, seine Finan-
zen mit Gelegenheitsarbeiten aufzubessern, ent-
schied er sich endgültig, sein Glück als Schauspieler oder Rezitator oder beides zu machen.
Er hatte dabei mit einem Problem zu kämpfen,
das dann allerdings seinen weiteren Lebensver-
lauf bestimmen sollte. Während der Rezitationen
versagte ihm manchmal die Stimme – und so etwas macht jeden Schauspieler unruhig. Die Ärzte
konnten ihm nur vorübergehend Erleichterung
schaffen. Mit der Zeit verschlimmerte sich sein
Zustand so, daß er Engagements ausschlug, wenn
er sich nicht ganz sicher war, daß er den Abend
durchstehen würde. 1888 blieb ihm nach der
Hälfte der Vorstellung die Stimme völlig weg, und
verzweifelt verließ er die Bühne.

Der geduldige Wissenschaftler

Das war der Wendepunkt. Auf Ärzte wollte er sich nicht mehr verlassen. Alexander begann genau zu beobachten, wie er seinen Körper auf der Bühne einsetzte und gebrauchte. Er hielt aufmerksam die Augen offen – wesentlich für jedes wissenschaftliche Forschen.

Die sorgfältige Prüfung dauerte beinahe zehn Jahre. Zunächst wollte Alexander herausfinden, weshalb ihm die Stimme versagte. Er deklamierte vor einer Reihe von Spiegeln, die die Beobachtung erleichterten. Schon bald interessierte ihn mehr als nur sein eigenes Problem, und er wurde von der Frage in Bann gezogen, was eigentlich mit dem Körper geschieht, wenn wir sprechen oder anders körperlich tätig sind. Mit der Zeit fand er heraus, was ihn bei seinem Tun hemmte. Er entdeckte, daß er bei jeder Bewegung fast unmerklich dazu neigte, den Kopf nach hinten und unten zu ziehen. Das tat er nicht nur während seiner Auftritte, sondern auch, wenn er bei Unterhaltungen ganz normal sprach.

Wenn er den Kopf nach hinten und unten zog und so seine Haltung veränderte, hob er auch die Brust und machte ein Hohlkreuz. Die Änderung der Kopfhaltung gehörte also zu einem umfassenden Bewegungsmuster des Körpers. Dieses Muster, das unbewußt ausgeführt wurde, lief vor jeder Rezitation ab. Sobald es ihm bewußt geworden war, konnte er sehen, wie es unwillkürlich jede Handlung, und nicht nur das Sprechen, einleitete. Vor jeder körperlichen Tätigkeit zog er erst einmal den Kopf leicht nach hinten und unten. Das wurde bei der öffentlichen Rezitation nur deshalb deutlicher, weil der Kehlkopf niedergedrückt und der Atem hörbar eingesaugt wurde. Das war bei einiger Aufmerksamkeit zu sehen wie zu hören. Ähnliche Abläufe konnte er auch bei allem anderen feststellen, was er tat. Alles Handeln wurde auf dieselbe Weise begonnen, die nur zur Abstumpfung führte.

Eine einmalige Mission

Da diese Muster schlechten Gebrauchs von einem unbewußten Reflex ausgelöst wurden, der den Kopf nach hinten und unten zog, konnte die Lösung nur darin bestehen, die negative Tätigkeit (mit allen ihren Folgen) durch eine konstruktive, bewußte Bewegung zu ersetzen, bei der Kopf und Körper nach oben geführt werden.

Als die alten Schwierigkeiten mit der Stimme, die Alexander von der Bühne vertrieben hatten, vollständig behoben waren, nahm er seinen Beruf als Schauspieler wieder auf, doch nicht für lange Zeit. Er dachte über die tiefe Bedeutung nach, die seine verblüffende Entdeckung für das körperliche, geistige und seelische Wohlergehen der Menschen auf der ganzen Welt haben konnte, ganz gleich, was sie arbeiteten, welchen Beruf sie hatten. Er zog sich allmählich von der Bühne zurück, um sich dann ganz einer ungewöhnlichen Laufbahn zu widmen, nämlich seine Alexander-Technik zu vermitteln. Er setzte seine Mission bis zu seinem Tod im Alter von sechsundachtzig Jahren fort. Staatsmänner, Industrielle, Theaterleute,

Schriftsteller, Diplomaten, Filmstars, Sportler und andere Prominente suchten ihn auf, und er arbeitete sowohl in England wie in Amerika. Seine Schüler machten seine Lehren in Dänemark, Israel, Frankreich, der Schweiz, Italien, Australien, Neuseeland, Südafrika und anderen Ländern bekannt. Er schrieb eine Reihe Bücher, und in »Die Grundlagen der F. M. Alexander-Technik« (Arbor-Verlag, 1985) liegt eine nützliche Zusammenfassung seiner wichtigsten Schriften vor.

Die Suche und die Antwort

Wir können das Wesen der Entdeckung, die allem zugrunde liegt, was wir in diesem Buch erfahren werden, besser verstehen, wenn wir sie nun im Hinblick auf das betrachten, was am Anfang des Kapitels gesagt wurde. Da wird ein ungewöhnlicher Mensch durch die Umstände seines Lebens auf etwas Wichtiges aufmerksam, wobei er überhaupt nichts von den wissenschaftlichen Lehrmeinungen über das Problem weiß.

Wir befinden uns in Australien, in den achtziger Jahren des vorigen Jahrhunderts, und der junge Alexander hat ein Problem, bei dem es um sein Überleben geht. Nach einigen unbefriedigenden Stellungen hatte ihn die Begeisterung für das Theater endlich in die Lage versetzt, eine Bühnenkarriere zu beginnen.

Er ist mit neunzehn ein Schauspieler, der lange Passagen aus den Werken klassischer Dramatiker als Rezitator vorträgt. Einer Karriere scheint nichts im Weg zu stehen; er wird langsam bekannt, und als einziges Hindernis tritt die Neigung seiner Stimme auf, während der Rezitationen plötzlich zu versagen.

Schließlich muß er sich mit dem Problem an einen Arzt wenden, der die Ursache allerdings nicht feststellen kann. Er verschreibt eine Medizin, die möglicherweise helfen wird.

Alexander macht sich mit gestärktem Vertrauen wieder an die Arbeit und muß erleben, daß ihm die Stimme mitten in einer besonders wichtigen Vorstellung völlig versagt.

Weitere Ärzte aufzusuchen, hält er für sinnlos, weil ihm klar ist, daß sie noch weniger über seinen Zustand wissen als er selbst. Ihm bleibt nur die Wahl, entweder die Bühne aufzugeben oder unermüdlich zu versuchen, die Ursache des Problems zu entdecken. Da Alexander kein Mensch ist, der die Flinte gleich ins Korn wirft, entscheidet er sich für die zweite Möglichkeit.

Er schränkt seine Verpflichtungen auf der Bühne sorgfältig ein und benutzt die übrige Zeit dazu, das einzige unter die Lupe zu nehmen, was ihm einen Hinweis geben kann: sich selbst. Jahrelang beobachtet er sorgsam mit einem ausgeklügelten System von Spiegeln jede seiner Bewegungen, doch die Ergebnisse lassen auf sich warten. Es dauert fast zehn Jahre, bis er die winzigsten Bewegungen erforscht hat und das Geheimnis sich offenbart.

Das Geheimnis besteht in einem kleinen, doch wahrnehmbaren Zusammenziehen der Nackenmuskulatur, das jedem Einsatz der Stimme vorangeht. Alexander hat die Erklärung gefunden, und

damit das Gegenmittel. Er muß das Zusammenziehen dadurch aufheben, daß er den Kopf nach
oben bewegt.

Die schlechten, schädlichen Gewohnheiten
überlisten

Die Tätigkeit, die am häufigsten energieraubende
und nachteilige Reaktionen einleitet, besteht im
wesentlichen aus einem Zusammenziehen, das
den Kopf ein wenig nach hinten und unten bewegt. Dadurch wird die Wirbelsäule zusammengedrückt, und wenn das jahrelang jeden Tag ein
paar hundert Male gemacht wird, leidet das unge-
störte Funktionieren von Muskeln, Nervensystem
und den lebenswichtigen Organen.
Und das ist nur *eine* schädliche Gewohnheit, der
eine Reihe anderer folgen, wenn sie nicht abgelegt
wird. Diese schlechten Gewohnheiten können
den Rumpf verspannen, wodurch die empfind-
lichen Organe dort beengt werden. Das Atemvolu-
men verkleinert sich, und der Bauch wird unange-
nehm herausgedrückt. Einige Muskeln können
dann ständig verspannt bleiben, was zum Versagen der Stimme, zu hohem Blutdruck und chroni-
schen Schmerzen in Gelenken und Muskeln führen kann.
Wenn wir das Problem an der Wurzel packen wollen, müssen wir verhindern, daß sich der Hals
unnötig zusammenzieht. Und das bedeutet, daß
wir unsere *un*bewußten Muskelbewegungen mit
Hilfe aufmerksamer Bewußtheit ändern. Wenn
wir etwas überprüfen wollen, was uns unbewußt

ist, müssen wir eine neue Methode anwenden, die die unbewußten Empfindungen zu Bewußtsein bringt. Wir können unseren Kopf bei jeder Tätigkeit bewußt sich nach oben bewegen lassen, und den Körper folgen lassen.

Die alten Komplexe sittenstrenger Zeiten

Aus den Untersuchungen Alexanders und seiner Erfahrung als Lehrer schälte sich etwas ganz Wesentliches heraus: Geist und Körper sind unlösbar miteinander verbunden. Sie bilden ein untrennbares Ganzes. Der Mensch ist ein seelisch-leiblicher Organismus. Wir sind nicht in Körper und Geist aufgespalten.

Bedauerlicherweise verleitet uns der Sprachgebrauch oft dazu, eine Spaltung für gegeben anzusehen. Wir zitieren die Griechen und sagen leichthin: »Ein gesunder Geist in einem gesunden Körper«, und zugleich stellen wir uns vor, etwas Geistiges sei in etwas Fleischliches eingebettet. Wenn uns die alten Komplexe sittenstrengerer Zeiten zusetzen, sehen wir gern auf das Fleisch als etwas Minderwertiges herab, vergleichen es mit dem Geistigen und halten es sogar für unwichtig. Es hat schreckliche Folgen für unser alltägliches Leben, wenn wir weiter annehmen, die Arbeit unseres Körpers sei bedeutungslos und unserer ernsten Aufmerksamkeit nicht würdig. Das Laub wird nicht zusammengerecht, die Papiere bleiben durcheinander auf dem Schreibtisch liegen, der Müll wird nicht hinausgetragen, die Küche wird immer unordentlicher, die Körperpflege wird vernachlässigt oder vergessen. Eine Geringschätzung des rein »Körperlichen«, das so mißverstanden wird, kann zu unterschiedlichsten Folgen führen, die uns aus dem Gleichgewicht bringen oder gar überwältigen.

Wenn wir uns als in einen geistigen und körperlichen Teil gespalten sehen, laufen wir Gefahr, mit unseren Problemen nie fertig zu werden. Der Fehler liegt dann nämlich immer bei einem der getrennten Teile. Es ist eben »dieses blöde Bein von mir«. Oder »meine Gedanken schweifen dauernd ab«. Wir haben die Schuldigen gefunden. Wo wir doch eigentlich herausfinden könnten, was wir machen oder was uns davon abhält, unsere Probleme zu lösen.

Kapitel 3

Die Alexander-Technik leben

Wenn du die Alexander-Technik in dein Leben hineinnimmst, können alle Tätigkeiten müheloser, kraftvoller und mit mehr Ausdauer durchgeführt werden. Das gilt selbst für den Schlaf. Außerdem werden viele Beschwerden abklingen, die direkt oder indirekt durch Streß und Muskelverspannungen hervorgerufen werden.

Wenn du dir die Alexander-Technik aneignen willst, mußt du nicht erst eine neue Religion oder irgendeine tolle Philosophie annehmen. Sie führt dir nur einfach ein anderes biologisches Verhalten als das gewohnte vor, eine neue Methode, Denken und Handeln eins werden zu lassen.

Der große Physiologe und Nobelpreisträger Sir Charles S. Sherrington war von der Entdeckung Alexanders sehr angetan. Er schrieb: »Wenn wir einen Schritt machen, sind nicht nur diese oder jene Gliedmaßen beteiligt; in diesem Moment haben wir es vielmehr mit der gesamten Tätigkeit des Nerven- und Muskelapparats zu tun.« Alexander betonte also zu Recht, »daß bei jeder Tätigkeit der ganze, ungeteilte Mensch, das ganze seelisch-leibliche Wesen betroffen ist«.

Das ist leicht einzusehen, denn wir werden bei allem, was wir an Nebensächlichem oder Wichtigem tun, immer von den Mustern der Bewegungsabläufe und Ruhezustände erfaßt. Es ist ganz gleich, um welche Tätigkeit es sich handelt: im Bett liegen, aufstehen, hinsetzen, Türen öffnen und schließen, gehen, in Autos ein- und aussteigen, Fenster zumachen, in ein Regal greifen, mit Füller oder Stift schreiben, Deckel von Gläsern aufmachen und Flaschenkorken ziehen. Wie wir auch diese Tätigkeiten ausführen, die verschiedenen Muster der Bewegungsabläufe und Ruhezustände stellen den besonderen Gebrauch (ein Begriff Alexanders) dar, den wir von uns machen.

Wie sieht guter Gebrauch aus?

Die Alexander-Technik läßt sich mit dem Schlüsselbegriff »Gebrauch« vermutlich am einfachsten erklären. Guter Gebrauch bedeutet, den Körper mit maximalem Gleichgewicht zu bewegen, wobei alle Körperteile zusammenarbeiten, damit nur die Energie verbraucht wird, die absolut nötig ist. Schlechter Gebrauch heißt, den Körper aufs Geratewohl einzusetzen: Ein Körperteil gleicht so blindlings wie unwirksam die Bewegung eines anderen aus, um Balance und Standfestigkeit zu bewahren. Bei allem, was wir im Leben tun, zeigt sich das Gute oder Schlechte in der Art und Weise, wie wir uns »gebrauchen«.

Wenn dein Körper gerade ist, haben deine Organe genug Platz, um von deinem Atem massiert zu werden. Wenn du dich gebeugt hältst, drückst du die Organe unnötigerweise zusammen, und sie können nicht so gut funktionieren. Der Kreislauf verlangsamt sich. Mit dem Rückgrat verhält es sich ähnlich. Wenn nämlich die Wirbel nicht gleichmäßig übereinanderstehen, ist das Körpergewicht, das sie tragen, ungleichmäßig auf sie verteilt. Einige Abschnitte der Wirbelsäule sind dann einer größeren Belastung ausgesetzt als andere. Manchmal werden Nerven eingeklemmt, und das führt zu Funktionsstörungen in den Bereichen des Körpers, die von ihnen versorgt werden.

Wenn du einfach versuchst, eine gerade Haltung einzunehmen, werden zwar einige Muskeln gedehnt, andere jedoch stark verkürzt. Wenn du also mit Gewalt eine Besserung herbeiführen willst, machst du lediglich auf eine andere Weise schlechten Gebrauch von dir. Wenn du irgendwo Schmerzen hast, einen verstauchten Knöchel, entzündete Gelenke oder einen verdorbenen Magen, verspannst du oft die schmerzende Stelle, und mit ihnen auch noch andere Bereiche. Du tust das wahrscheinlich, weil du die wunde Stelle schützen willst und ruhigstellen möchtest. In Wirklichkeit wird diese zusätzliche, übertriebene Verspannung der Gelenke und Muskeln nur den Kreislauf verlangsamen und eine Selbstheilung des Körpers verhindern.

Bei jeder deiner unaufmerksamen Bewegungen wird es sicherlich zu übermäßiger Muskelanspannung kommen. Es ist nicht unsere Absicht, das gesamte richtige Zusammenwirken der Muskeln zu erlernen, die du bei allen Tätigkeiten einsetzt, um dann zu versuchen, bei jeder Bewegung an sie zu denken. Das ist so unnötig wie unmöglich. Mit der Alexander-Technik lernst du statt dessen eine Grundbewegung, die dafür sorgt, daß alle Tätigkeiten richtig und fließend ausgeführt werden.

Die Technik hat das Ziel, dem ganzen Körper einen Zustand von Leichtigkeit zu ermöglichen, ohne daß dabei neue Verformungen entstehen.

Du bist keine Statue

Der gute Gebrauch, zu dem die Technik verhilft, darf nie mit jener starren Angelegenheit verwechselt werden, die gewöhnlich »Haltung« genannt wird. Wir sollten das Wort über Bord werfen, da es mit den Gegebenheiten des wirklichen Lebens überhaupt nichts zu tun hat. Möglicherweise ist das Wort berechtigt, wenn du mal Haltung annimmst, bevor du ein Zimmer betrittst oder oben an der Treppe stehst. Kaum bist du aber eingetreten, kaum beginnst du, die Stufen hinabzugehen, bist du wieder in Bewegungsabläufe verwickelt. Und dein üblicher Selbstgebrauch tritt sofort in Erscheinung; er war nur kurzfristig unsichtbar geworden, weil du den Bauch eingezogen hast, um Haltung anzunehmen.

Wenn du also die Alexander-Technik lernen willst, mußt du von Anfang an alle leuchtenden Beispiele guter Haltung vergessen. Du kannst auch vom Vorbild des militärischen Drills in geschlossener Ordnung lassen, oder die Revuegirls der Folies-Bergère vergessen, die so gleichmäßig in Reih und Glied stehen. Wenn die Ledernacken oder Tänzerinnen nämlich Exerzierplatz und Bühnen verlassen, denken sie nicht mehr an das »Brust raus!«, die vorgewölbte Wirbelsäule mit ihrem Hohlkreuz. Eine bestimmte Haltung, die bewußt über längere Zeit eingenommen wird, bereitet immer Anstrengung und läßt Körper wie Geist ermüden.

Es ist eigentlich absurd, eine ideale Haltung erreichen zu wollen, an die wir uns dann in allen Tätigkeiten klammern. Du bist keine Statue, die unterschiedliche, feste Körperstellungen einnehmen muß, um in der Lage zu sein, deine Tätigkeiten auszuführen. Es gibt leider Menschen, die anscheinend stets ihre starre und gleichbleibende Haltung zu bewahren versuchen, und zwar bei jeder ihrer Tätigkeiten.

Keine Haltung, keine Pose

Um alle Mißverständnisse auszuräumen und damit keine Verwirrung entsteht, sagen wir am besten ganz klar, was die Alexander-Technik *nicht* ist. Du wirst *nicht* aufgefordert, die »richtige« Haltung für jede mögliche Körperstellung (im Sitzen, Stehen und so fort) auswendig zu lernen, damit du dann mit nichts als diesen Haltungen durchs Leben gehen kannst. Erstens nimmt der Körper schon beim schlichten Aufstehen aus einem Stuhl mehr als hundert Stellungen ein. Wollten wir die Stellungen beim Strümpfestopfen auswendig lernen, wären wir ein ganzes Leben lang beschäftigt. Zweitens gibt es bei keiner Stellung die »richtige« Haltung, schon deshalb, weil die Körper der Menschen auf diesem Planeten alle verschieden sind.

Zu den Abbildungen

Wenn du dir die Bilder ansiehst, die die Anweisungen in diesem Buch verdeutlichen, darfst du in ihnen keine starren Haltungen und Stellungen sehen, die von dir nachzuahmen sind. Fasse sie lieber als Momentaufnahmen auf, die einen bestimmten Augenblick eines Bewegungsablaufs darstellen. Sie sollen nur die Beschreibung der einzelnen Schritte verdeutlichen. Ideal wären vielleicht Mehrfachbelichtungen. Diese Versuche, einen Ablauf zuverlässig darzustellen, wirken jedoch verschwommen. Dadurch wäre der Zweck verfehlt, nützliche und einfache Anweisungen zu geben.

Der lebendige Atem

Schlechter Gebrauch behindert eine der wesentlichen Funktionen des Körpers, nämlich den Atem. Selbst wenn du nur einen leichten Buckel machst, wird schon die Leistungsfähigkeit der Lungen herabgesetzt. Du bist dann gezwungen, mehr im oberen Brustbereich zu atmen, und die unteren Rippen, das Zwerchfell sind nicht beteiligt. Wenn du keinen Buckel machst, kann sich der Brustraum besser dehnen. Mehr Luft kann durch die Lungen strömen, und aus dem Körper werden mehr Schlacken entfernt. Wenn deine Atemorgane freier arbeiten, wird sich auch der Klang der Stimme verbessern.

Laß es geschehen

Die Alexander-Technik schließt richtiges Atmen mit ein. Das bedeutet nicht, daß du irgendwelche besonderen, isolierten Atemübungen machen mußt. Wenn du beginnst, den fehlgeleiteten Gebrauch zu korrigieren, verschwinden die starken Muskelverspannungen. Sobald sie nachlassen, arbeiten Rippen und Zwerchfell wieder richtig und erfüllen automatisch ihre Funktion beim Atmen. Du wirst im weiteren Verlauf bemerken, wie dich Gähnen überkommt und tiefe Seufzer aufsteigen. Laß es zu, denn das geschieht unwillkürlich und ist ein gutes Zeichen, daß sich die Spannungen lösen. Du wirst entdecken, daß der Atem die Bewegungen trägt, daß die Bewegungen ihrerseits wieder das Atmen unterstützen. Dieses natürliche und gegebene Zusammenwirken der beiden unterscheidet sich beträchtlich von den auswendig gelernten Atemweisen, die künstlich mit den Bewegungen gekoppelt werden. Achte darauf, den Atem nicht anzuhalten. Bemüh dich am besten um gar nichts. Laß es geschehen.

Das Atmen vertieft sich

Wenn du sprichst, achte darauf, ob du durch die Nase oder den Mund einatmest. Laß dir Zeit beim Atmen. Wenn der Atem gelegentlich flach wird, ist es eine Hilfe, den Mund zu schließen und die Luft durch die Nase einströmen zu lassen. Das hilft auch, Spannungen in der Kehle abzubauen. Viele von uns haben sich angewöhnt, die Luft zu schlucken oder einzusaugen. Dabei verspannt sich die Kehle, und der Kopf wird nach unten gezogen. Wenn du die Brust aber nicht beengst oder einziehst, kann in den Lungen ein leichtes Vakuum entstehen, das die Luft von selbst einholt. Wenn du auf diese Weise natürlich atmest, verläßt die verbrauchte Luft die Lungen und wird mit jedem Atemzug durch frische ersetzt. Mit Hilfe der Alexander-Technik lernst du, die Atemorgane, deinen Körper sich selbst zu überlassen, damit sie frei und mühelos funktionieren können.

Wie wir so geworden sind

Die Menschen, die durch Übungen Atem und Haltung verbessern wollen, hoffen in ihrer fehlgeleiteten Suche sicherlich auf die Wirkungen, die durch die Alexander-Technik entstehen. Wenn du sie anwendest, richtet sich dein Körper auf. Die Brust ist nicht beengt, der Rumpf sinkt nicht in sich zusammen. Wenn du weiterübst, nimmt auch die Spannkraft der Muskeln zu.

Wenn der richtige Gebrauch soviel Gutes bewirkt, warum befinden sich dann die meisten von uns in einer so kläglichen Verfassung? Was ist schiefgelaufen? Warum so viel körperlicher wie geistiger Schmerz?

Alexander war der Ansicht, daß wir hier die Bürde der zivilisatorischen Entwicklung tragen, daß unsere gegenwärtige schlechte Verfassung auf sie zurückgeht. Wir passen unsere Körper nicht mehr einer langsam sich verändernden Umgebung an, sondern unterwerfen heute launisch eine sich rasch wandelnde Umwelt irgendwelchen Maßstäben, die auf unsere Bequemlichkeit zugeschnitten oder sogar von Moden abhängig sind. Trotz aller Umwälzungen ist eins jedoch im wesentlichen gleichgeblieben: der Bau des menschlichen Körpers.

Vor dem Aufkommen der Technologie traten die Veränderungen in unserer Umwelt in Jahrmillionen ein und waren so langsam, daß wir durch unmerkliche, feine Änderungen des Körpers mit ihnen Schritt halten konnten. Unsere ruhelose Zivilisation hat unsere Umwelt so raschen Veränderungen unterworfen, daß dieser Prozeß der allmählichen Entwicklung weit ins Hintertreffen geraten ist. Die Welt, wie wir sie heute kennen, ist folglich völlig anders als die, an die sich die Menschen vor langer Zeit anpaßten.

Unser Lebensstil besteht jetzt in einem hybriden Zusammenwirken eines Körpers, der zunächst an ein urtümliches Überleben angepaßt war, und einer Umwelt voller Aufzüge, weicher Matratzen, Autos und komfortabler Sessel. Unsere körperliche Welt unterscheidet sich radikal von der gesellschaftlichen, und die Reaktionen unseres Körpers sind durch die neuen Anforderungen in Mitleidenschaft gezogen worden, die das heutige Leben mit sich bringt. Alexander meinte, daß wir unseren Gebrauch einsichtsvoll gestalten müssen, wenn wir den neuen Bedingungen gerecht werden wollen.

Drei einfache Tests

Als Alexander zeigen wollte, wie sehr uns das zivilisierte Leben schädlich beeinflußt, schlug er drei einfache Tests vor: (Am besten unterbrichst du jetzt deine Lektüre für einen Augenblick und führst die folgenden drei Versuche durch.)

1. Bewege deinen Kopf ohne die Schultern.

2. Öffne den Mund, ohne dabei den Kopf nach hinten zu neigen.

3. Dreh die Zehen nach außen, ohne vorher die Fersen zu bewegen.

Sei bei jedem Test aufmerksam und spüre feinfühlig nach, wie du dich bewegst, damit dir die unnötigen Bewegungen nicht entgehen.

Finde es selbst heraus

Mit der gleichen Experimentierfreude kannst du auch im Alltagsleben darauf achten, wie du mit den Dingen umgehst.

Wenn du zum Beispiel das nächstemal die Zähne putzt, kannst du voller Aufmerksamkeit darauf achten, wie schwer die Zahnbürste wirklich ist, wieviel Energie du benötigst, um sie zu heben und in der Hand zu halten. Wieviel Druck ist beim Zähneputzen notwendig? In den Zahnpastareklamen im Fernsehen sieht es manchmal so aus, als wollten sich die Leute schier die Zähne aus dem Mund schrubben. (Vgl. Abb. 8, S. 103)

Ähnliche Beobachtungen lassen sich anstellen, wenn du dich hinsetzt und einen Brief schreibst. Mit ein wenig Probieren wirst du feststellen, mit wieviel Druck die Feder über das Papier zu führen ist, damit die Tinte gut fließt.

Wenn du die täglichen Verrichtungen überlegt ausführst, wirst du die Art und Weise, wie du vorgehst, verändern können.

Der richtige Weg

Die Tiere in der Wildnis kommen nicht in den Genuß der Zivilisation, mit ihren Wohltaten, ihren kulturellen Werten, ihren Triumphen. So bleiben ihnen auch die negativen Begleiterscheinungen erspart. So sind sie auch nicht deren Opfer. Heinrich von Kleist macht diesen Punkt an einem berühmten Beispiel deutlich. Er beschreibt, wie ein angeketteter Bär erfolgreich einen Mann abwehrt, der ihn als meisterhafter Fechter fintenreich mit dem Rapier angreift. Der menschliche Gegner ist erstaunt über die vollkommene, angeborene Gewandtheit, mit der das Tier reagiert.

Selbst bei einem Haustier wie Hund oder Katze kannst du sehen, wie sehr sich Tiere entspannen können und doch in der Lage sind, ganz plötzlich präzise Bewegungen auszuführen. Und bei den Bewegungen der Tiere ist der Energieverbrauch genau dem angepaßt, was im Augenblick getan werden muß. Nichts wird übertrieben, nichts wird halbherzig gemacht.

Die Lösung der Probleme, die aus dem gefährlichen falschen Verhalten der Menschen entstehen und die ihre Ursache in den Sorgen, dem Streß des modernen Lebens haben, kann nicht darin gesucht werden, daß die Zivilisation abgeschafft wird. Wir haben nicht vor, uns wieder den Tieren anzuschließen oder auf eine primitivere Stufe zurückzufallen. Unser Problem läßt sich vielmehr vernünftig lösen.

Als Alexander die Schwierigkeiten mit seiner Stimme dadurch behob, daß ihm bewußt wurde, wie er vor jeder öffentlichen Rezitation den Kopf nach hinten und unten zog, war er dem ganzen Verhaltensmuster des schlechten Gebrauchs auf die Spur gekommen. Bei allem, was wir tun, spielt diese unwillkürliche Vorbereitung, dieses schädliche Verhalten, mit. Und hier liegt der Grund, warum wir im Leben auf jeder Ebene, auf der körperlichen, seelischen und geistigen, immer wieder Rückschläge und Niederlagen hinnehmen müssen.

Der Weg, unsere vergessenen Fähigkeiten wiedererlangen zu können, wie wir ihn in diesem Buch kennenlernen werden und der gleichzeitig einen wesentlichen Aspekt in der Alexander-Technik darstellt, kann folgendermaßen beschrieben werden: *Wenn du irgendeine Bewegung, eine Tätigkeit ausführen willst, läßt du zuerst den ganzen Kopf vorwärts nach oben gehen, weg vom Körper, und dann läßt du zu, daß sich der ganze Körper längt und dieser Bewegung nach oben folgt.*

Kapitel 4

Die Grundbewegung

Du kannst jetzt leicht die Grundbewegung lernen, die das Prinzip der Alexander-Technik in einer Form enthält, die jederzeit anzuwenden ist.
Wenn du diese einfache Bewegung in deine gesamten alltäglichen Verrichtungen und Tätigkeiten mit hineinnimmst, kann dir dies den Zugang zu einem neuen Leben in Gesundheit und körperlicher Freiheit eröffnen.

Kein Drill

Zunächst ein Wort zum Begriff »Bewegung«, wie er hier verwendet wird. Er hat nichts mit der Gymnastik, mit den Freiübungen der Turnstunde zu tun, wo alles mit »hopp-hopp« und »eins-zwei-drei-vier« gemacht wurde. Bei dieser Bewegung geht es überhaupt nicht um irgendwelche Verrenkungen, die Muskeln und Gelenke bis an die Grenze belasten.
Wenn wir in diesem Buch von der Grundbewegung oder von anderen Bewegungen und Schritten sprechen, meinen wir immer eine Bewegung, einen Schritt, die ganz und gar einfach sind. Du mußt nicht kilometerweit rennen und auch keine schweren Gewichte stemmen. Das Buch legt we-

der auf Übungen noch auf Drill Wert. Du mußt nichts auf dich nehmen, was eine Last werden könnte.

Wie wir im nächsten Kapitel sehen werden, ist dieser Unterschied wesentlich, denn das Vorgehen bei der Gymnastik steht in direktem Widerspruch zur Alexander-Technik. Andererseits ist richtig, daß wir die anstrengenden und auf Wiederholung beruhenden Leibesübungen besser und mit größerem Erfolg ausführen können, wenn wir die Grundbewegung kennen und ihr Prinzip auf jene Übungen übertragen.

Das gilt natürlich auch für die anspruchsvolleren und größeren Einsatz fordernden Formen der Leibesübungen, die wir Sport nennen. Ob du Golf oder Tennis spielst, schwimmst oder kegelst, du kannst in jeder Sportart erstaunliche Fortschritte feststellen, sobald du den Gebrauch deines Körpers in ihr verbessert hast. Zum Beispiel erlernen jetzt Ruderer, die an olympischen Wettkämpfen teilnehmen, die Alexander-Technik, weil sich das sofort auf die Leistung der Mannschaft auswirkt.

Der Anfang

Bevor du dich in die Grundbewegung vertiefst, prüfst du kurz deinen Zustand: Du achtest darauf, wie du den Bewegungsablauf in der gewohnten, üblichen Art ausführst. Diese Selbstbeobachtung ist im Abschnitt »Sich selbst erforschen« dargestellt, und jede andere Bewegung, jeder neue Schritt dieses Buches, wird immer auf diese Weise eingeleitet.

Darauf folgt die Anleitung zur eigentlichen Grundbewegung. Sie soll nicht gedankenlos wiederholt werden. Wir wollen uns kein automatisches Verhalten anerziehen, das dann mit dem täglichen Leben kaum etwas zu tun hat. Die Grundbewegung ist eher eine Richtschnur: Wir denken auf eine neue Weise, bewegen uns auf neue Weise. Sobald du sie bei jeder Tätigkeit im Alltag anwendest, zum Beispiel beim Binden der Schnürsenkel, beim Hochheben der Einkaufstasche, sobald *du zuläßt, daß dein Kopf sich hebt und der ganze Körper folgt,* erlebst du ein neues Gefühl der Leichtigkeit, der Mühelosigkeit, der Ruhe in allem, was du tust.

Die Grundbewegung

Sich selbst erforschen

Du kannst die Bewegung im Sitzen oder Stehen ausführen. Wir machen sie im Sitzen.
Dreh den Kopf und sieh dich um. Nicht in Trance: die Augen bleiben offen. Nimm den Raum wahr.
Kipp den Kopf nach hinten und blicke zur Decke, dann neige ihn nach vorn und blick hinab zum Boden. Dreh ihn von einer Seite zur anderen.
Was fällt dir beim Drehen des Kopfes auf? Kannst du im Hals Muskeln spüren, die verspannt oder hart sind? Verdreht sich dein Körper, wenn du den Kopf zur Seite wendest? Hörst du knackende, knirschende Geräusche in der Wirbelsäule? Verlangsamt sich der Atem, oder stockt er gar?

Die Grundbewegung

Wenn du den Kopf langsam von einer Seite zur anderen drehst, um den Blick durch den Raum schweifen zu lassen, nimmst du die Grundbewegung mit dazu: Du läßt den Kopf vorwärts nach oben gehen, weg vom Rumpf, und läßt den Körper folgen. (Abb. 1, 2, 3) Denk dran: die Augen bleiben offen und *nehmen wahr*.

1. Am Anfang wie gewohnt zusammengesackt.

2. Bei der Kopfdrehung ein Heben, vom Rumpf fort.

3. Von einer Seite zur anderen.

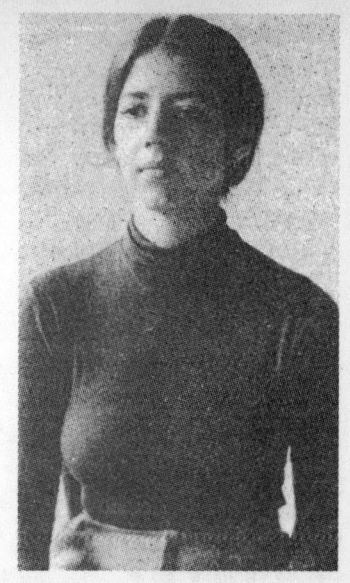

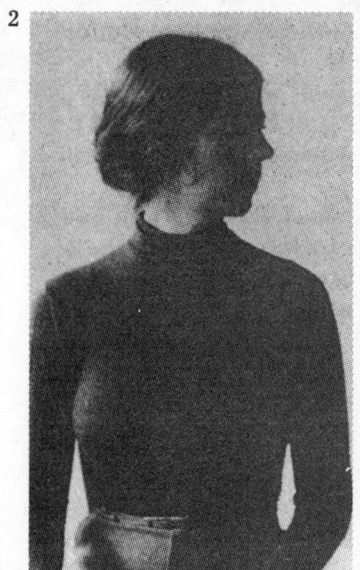

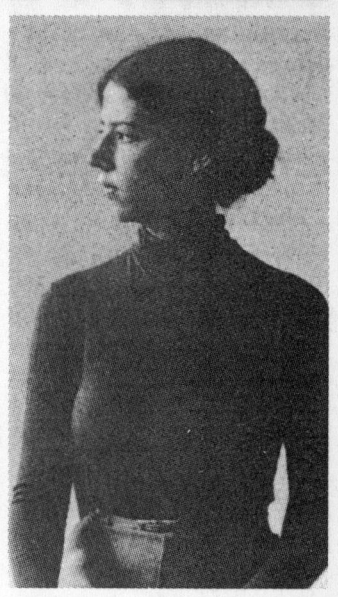

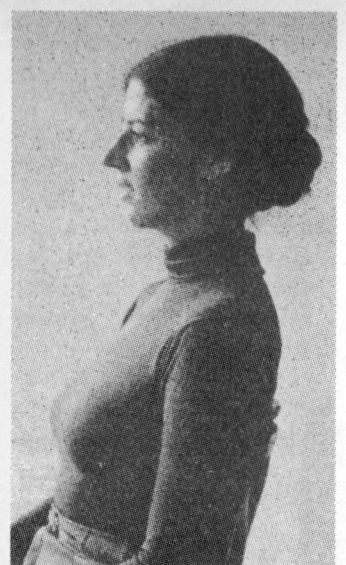

4. Der Kopf geht nach oben.

5. Während der Kopf nach hinten gelegt wird.

6. Und sich nach vorn neigt.

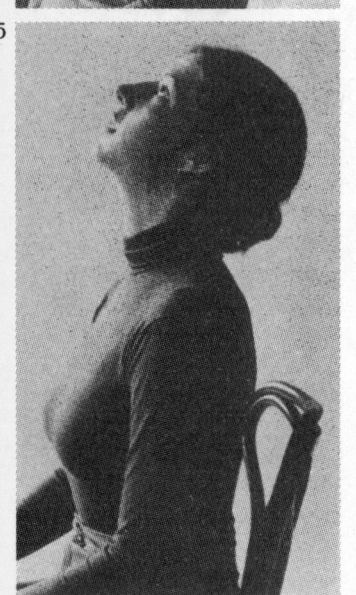

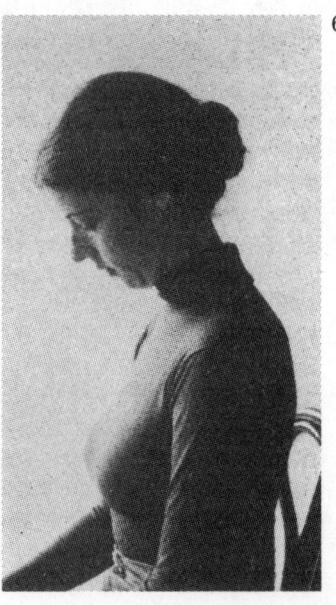

Du läßt *den ganzen Kopf* weiter vorwärts *nach oben und vom Körper weg* gehen, während du den Kopf drehst. Dabei wird der Hals von den Schultern her länger, statt sich nach vorn zu recken oder nach hinten gedrückt zu werden.

Prüfe nach, ob diese Bewegung des Kopfes nach oben dazu führt, daß die Drehbewegung geschmeidiger und leichter wird. Stell fest, ob sie deinen Körper aufrichtet und ausrichtet.

Laß zu, daß dein ganzer Körper der Bewegung des Kopfes nach oben folgt. Das heißt nicht, daß sich der Körper mit dem Kopf dreht und windet, sondern daß er die Möglichkeit hat, sich während der Kopfbewegung sanft ein wenig länger zu machen. Um den Kopf dann weiter leicht zu heben, legst du ihn nach hinten und blickst zur Decke, worauf du ihn nach vorn neigst und zum Boden hinabblickst. (Abb. 4, 5, 6) Da der Kopf nach oben geht, wird es bei diesen Bewegungen zu keinen Verspannungen im Hals kommen. (Abb. 7, 8)

Du hast jetzt die Grundbewegung einmal ausgeführt, und die folgende Erklärung der wichtigsten Wörter wird dir helfen, sie beim nächstenmal noch besser zu machen.

Der ganze Kopf

Du mußt lernen, dir deinen Kopf dreidimensional vorzustellen. Wenn es heißt, du sollst deinen Kopf bewegen, ist der ganze Kopf gemeint, mit Hinterkopf, Seiten, Scheitel und Gesicht. (Abb. 9) Viele Menschen neigen dazu, die Bewegungen vom Kinn her zu machen. (Abb. 10) Wenn du dran

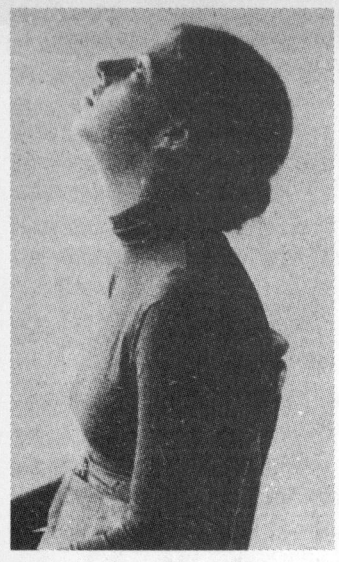
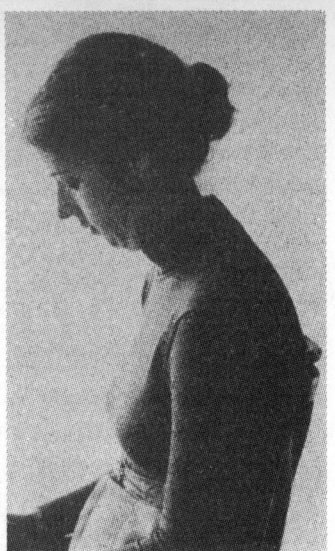

denkst, daß dein Kinn Teil deines Kopfes ist, wirst du es vermutlich nicht so oft nach vorn rekken und dabei den Kopf nach hinten und unten ziehen.

Ganz wichtig ist, daß dir klar ist, wie gut der Hals den Kopf tragen kann. Es ist tatsächlich so, daß die Wirbelsäule im Hals ziemlich in der Mitte sitzt, und nicht dicht am Nacken, wie die meisten meinen. Die Wirbel haben außerdem einen Durchmesser, der größer als der eines Fünfmarkstücks ist. Sie sind viel breiter als der Durchmesser eines Zehnpfennigstücks. Wenn dir das bewußt ist, begreifst du, daß du den Kopf nicht aufrecht halten mußt: der Hals ist kräftig gebaut, und der Kopf ruht bei seinen Bewegungen mühelos auf diesem großflächigen Sockel.

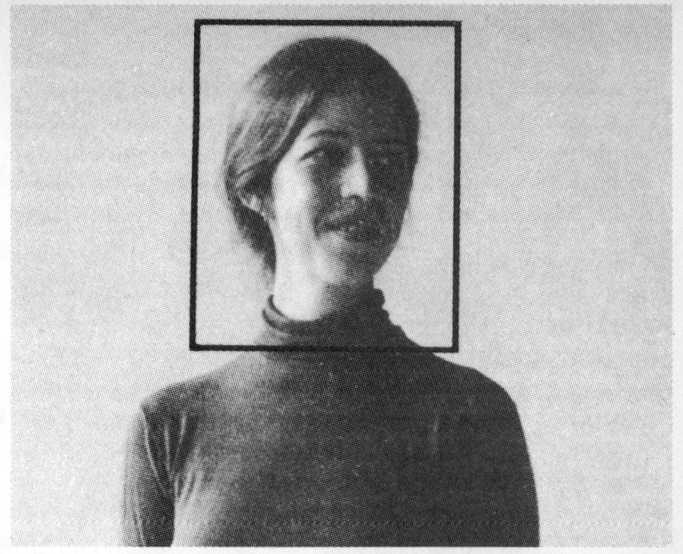

7, 8. Unnötiges Verspannen des Halses.

9. Der ganze Kopf.

10. Das Kinn unnötig nach vorn gereckt.

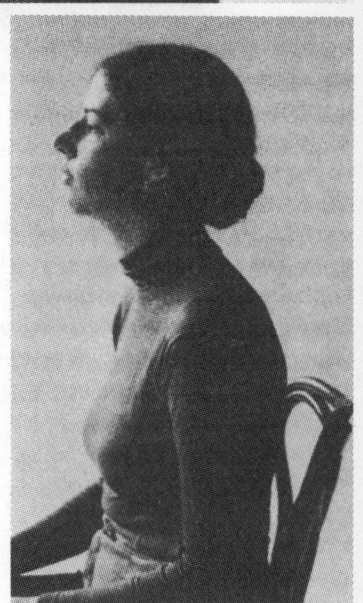

Der ganze Körper

Mit »Körper« ist hier der ganze Rumpf gemeint.
Er beginnt am Halsansatz, umfaßt auch die Schultern und endet an den Hüftgelenken, an der unteren Rundung des Gesäßes. (Abb. 11) Denk dran,
dir den ganzen Körper als dreidimensional vorzustellen, mit seinen Seiten, mit Brust und Bauch
und Rücken. Das ist wichtig zum Verständnis der
Anleitungen. Viele Leute denken nur an eine Di-
mension, wenn sie ihren Körper sich heben lassen: entweder an ihre Vorder- oder Rückseite. Das
führt dazu, daß sich der Körper nach vorn oder
hinten biegt und sich unnötig anstrengt. Du mußt
an deinen ganzen Rumpf denken und darfst keinen Teil auslassen.

Die Richtung »oben«

Oben bedeutet nicht unbedingt in Richtung Zimmerdecke. Es geht dabei um die Bewegung, die
den Kopf hinauf und weg vom Körper führt, um
die Aufwärtsbewegung des Rumpfes von den
Hüften weg. Wenn du sitzt oder stehst, bewegt
sich alles natürlich in Richtung Decke. (Abb. 12)
Wenn du den Körper allerdings zur Seite neigst,
liegt »oben« dort, wohin das obere Ende der Wirbelsäule zeigt. (Abb. 13) Vor allem ist daran zu
denken, daß oben immer mit einer Bewegung zu
tun hat, ganz gleich, wohin das obere Ende der
Wirbelsäule gerade weist. Dieses »oben« hat keinen festen Ort. »Nach oben« führt zu einer positi-
ven Handlung, damit es nicht zu dem üblichen

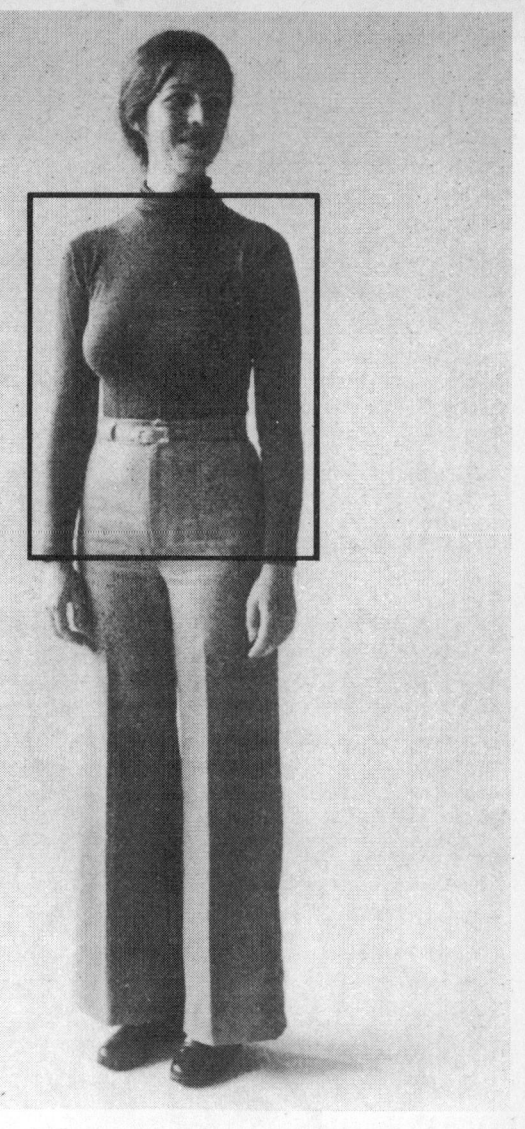

11. Der ganze Körper.

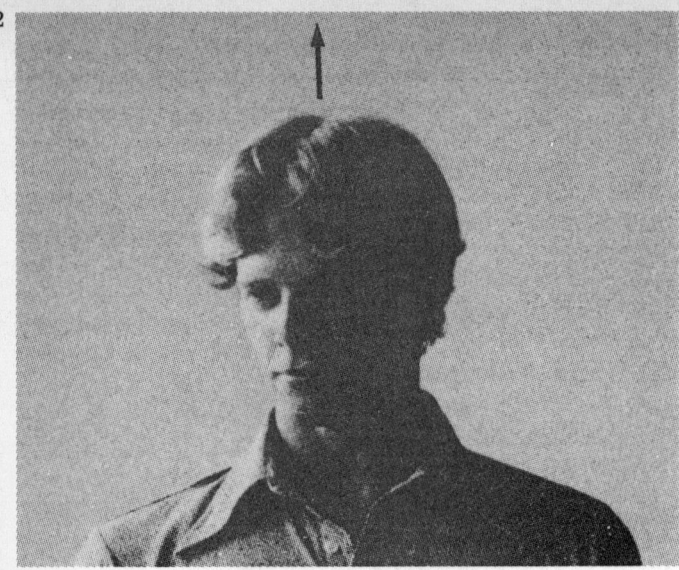

12, 13. Nach oben.

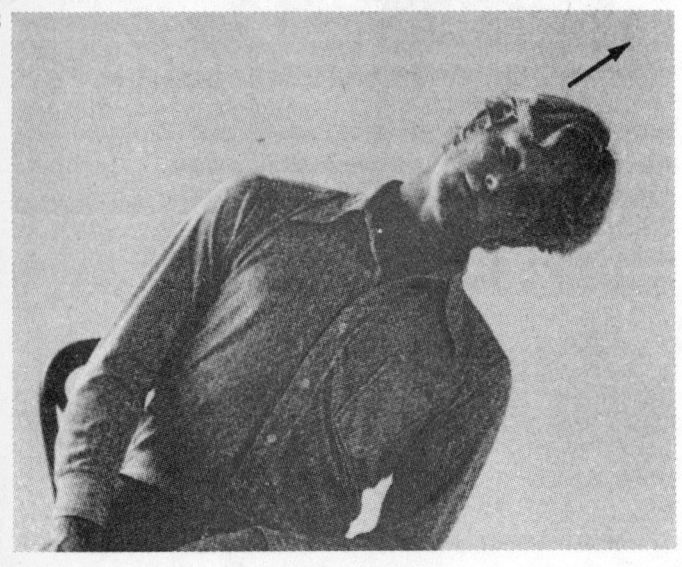

negativen Verhalten kommt, den Kopf nach hinten und unten zu ziehen, worauf der Körper zusammensackt. Unser Ziel ist größtmögliche, mühelose Beweglichkeit.

Da zwischen Kopf und Rumpf eine Verbindung besteht, muß der Körper, sobald du deinen Kopf nach oben gehen läßt, folgen. Das klingt ganz einfach; du darfst das aber nicht aus den Augen verlieren. Wenn du dir diese Verbindung vorstellst, wirst du sehen, wie dein Körper automatisch der Bewegung nach oben folgen will.

Ein Anfang ist gemacht

Wiederhole die Grundbewegung und schau, was sich tut. Du wirst wahrscheinlich eine Veränderung, einen Unterschied feststellen. Vielleicht wird dir bewußt, daß du dich vorher zu sehr angestrengt hast, daß du beim Sitzen (oder Stehen) mehr Energie verbraucht hast als jetzt. Oder vielleicht hast du das Gefühl, den Kopf jetzt leichter auf die beschriebene Weise drehen zu können. Auf jeden Fall hast du damit begonnen, die Augen offenzuhalten und zu beobachten, wie du dich bewegst.

Der direkte Zug

Grundlegend für die Alexander-Technik ist jene Bewegung des Körpers, die dem Kopf folgt. Wir können uns dabei einen Zug vorstellen. Der Kopf ist die Lokomotive, und den Körper können wir mit den Anhängern vergleichen. Wenn Lokomotive und Wagen gut miteinander verbunden sind, bewegen sie sich gleichzeitig und ohne Ruck los, wenn auch die Bewegung von der Lokomotive ausgeht. Die vorwärtsbewegende Kraft überträgt sich fast sofort auf jeden Wagen. Oder wie Alexander die Bewegung einmal paradox beschrieb: »Alle zusammen einer nach dem anderen«.

Ein Gelingen, ohne uns zu sehr zu bemühen

Die meisten Menschen, die etwas Neues lernen, wollen unbedingt herausbekommen, wie »man es richtig macht«. Hier wird allerdings gar nicht verlangt, daß du eine neue Haltung einnimmst, um deinen fehlgeleiteten Gebrauch zu korrigieren. Wir haben im letzten Kapitel schon gesehen, daß es keine »richtigen« Haltungen oder Stellungen gibt. Es kommt nur darauf an, immer tiefer darauf einzugehen, *wie* du dich bewegst.

Die Grundbewegung ist ein wunderbares Beispiel dafür, wie eine sehr einfache Änderung im Gebrauch unseres Körpers gewaltige, weitreichende Folgen haben kann. Es handelt sich um eine einzige Änderung, eine sehr feine, *ununterbrochene* Bewegung des Kopfes nach oben, »um ein verschwindend kleines Maß« (wie Alexander aus England an einen Mann in Amerika schrieb, der sich die Technik selbst beibrachte).

Die Grundbewegung kommt ohne großes, äußerliches Theater aus. Wenn du den Kopf nach oben bewegst, wird der Hals kaum merklich länger, um wenige Millimeter vielleicht. Manche Leute wollen freilich kaum glauben, daß die Alexander-Technik zu großartigen Ergebnissen führt, wenn sie sich nicht ins Zeug legen und mächtig abmühen. Sie strecken ihre Hälse wie wild, wollen menschliche Giraffen werden. *Aber der Hals muß überhaupt nicht gestreckt werden!* Nur eine ganz winzige Bewegung des Kopfes nach oben vom Körper weg genügt schon.

Vielleicht ist es typisch für uns Menschen im Westen, zu glauben, nur Kraftakte können zu Ergebnissen führen, die der Mühe wert sind. Hier zeigt sich jedoch, daß auch eine winzige Veränderung große Wirkungen haben kann. Mit dem Lineal läßt sich vielleicht kein Unterschied feststellen, doch du wirst ihn in jedem Knochen deines Körpers spüren.

Kapitel 5

Ein ganzer Mensch werden

Die Grundbewegung, die du eben erlernt hast, und die sieben ergänzenden Schritte, die im zweiten Teil folgen, unterscheiden sich deutlich von den angestrengten, anstrengenden Aktivitäten, die die meisten von uns mit Leibeserziehung in Verbindung bringen. Das hat seinen Grund darin, daß die Alexander-Technik auf etwas ganz anderes abzielt als die übliche Gymnastik.

Das Problem mit den Leibesübungen

Als Alexander einmal die Sporthalle eines führenden Gymnastiklehrers in Australien besucht hatte, war ihm klar, daß diese Art Training nie die Bedürfnisse der Menschen befriedigen konnte, die dort ihre Körper vervollkommnen wollten. Wenn sie im Alltag schon schlechten Gebrauch von ihren Körpern machten, würden sie damit bei den Leibesübungen nur fortfahren. Die wiederholten, mit Nachdruck ausgeführten vorgeschriebenen Bewegungen konnten gar nicht gelingen und vergrößerten nur den Schaden, den die Menschen sich sowieso schon zufügten.

»Da gab's einen krummen Mann«, heißt es in einem bekannten englischen Kinderlied, »und er lief eine krumme Meile.« Genau. Wenn wir eine Körperhaltung haben, die uns schadet, führen wir alle Übungen, die uns helfen sollen, auf eine Art aus, die uns nur weiter schadet. Diese Übungen werden unseren Zustand kaum verbessern.

Das gilt auch für die vielen verschiedenen Behandlungen und Massagen, mit denen wir unserem Körper helfen wollen. Einige davon tun uns wirklich gut, doch zielen sie nicht darauf ab, uns einen besseren Gebrauch unserer Körper zu vermitteln. Durch eine solche Behandlung kann ein Golfspieler vielleicht eine vorübergehende Linderung der Schmerzen erfahren, die auf seine falsche Schlagtechnik zurückzuführen sind, aber seine Probleme werden sicher wieder zurückkehren, wenn er das fehlerhafte Schlagen nicht abstellt.

Wir leben wie in einer Trance

Die Alexander-Technik unterscheidet sich von den üblichen Leibesübungen und Behandlungen, weil sie das bewußte Denken und Tun in Einklang bringt und wir uns mit uns selbst befassen können. Die Steuerung unseres Körpers läuft die meiste Zeit unbewußt ab. Beim gesamten alltäglichen Tun und Handeln achten wir kaum darauf, wie wir das tun, was wir eben machen. Wir brauchen nur ans Autofahren zu denken. Wie oft bist du schon von A nach B gefahren, ohne wirklich wahrzunehmen, was unterwegs alles geschieht, manchmal sogar ohne zu wissen, wie du nach B gekommen bist. Oder du bist eine normale Schaltung gewohnt, leihst dir einen Wagen mit Automatik und greifst nach dem nicht vorhandenen Schalthebel.

In diesem halb unbewußten Zustand achten wir kaum auf den ständigen Strom von Informationen, der aus dem Körper kommt. Nur die groben, lauten Meldungen erreichen uns – Kopfschmerzen, Muskelkrämpfe, schmerzende Bänder, Krankheiten. Wir zermürben und verschleißen uns Tag für Tag, weil uns die schlechten Gewohnheiten, die zu Verspannungen führen, gar nicht bewußt sind, bis der Schmerz unerträglich wird oder wir in eine körperliche oder seelische Krise geraten.

Unsere schlechten Gewohnheiten haben sich außerdem langsam eingeschlichen, und unsere Sinne, unsere Bewußtheit haben sich Schritt für Schritt an sie gewöhnt. Wir nehmen den fehlerhaften Gebrauch unserer Körper nicht wahr, weil er sich inzwischen »richtig anfühlt«. Unser Körper vermittelt uns keine genauen Meldungen mehr. Jemand hält die eine Schulter vielleicht höher als die andere und merkt es überhaupt nicht (wenn man ihm die Schultern gerade machen würde, hätte er das Gefühl, lächerlich schief zu sein, als wäre etwas nicht »in Ordnung«). Oder eine Frau ist sich gar nicht bewußt, daß sie gern das Kinn vorschiebt und hebt (bis sie sich selbst auf dem Bildschirm sieht).

Die falschen Vorstellungen über uns selbst

Bei dieser umfassenden Unwissenheit über uns selbst und das, was wir tun, spielt noch ein weiterer Faktor mit. Der Schriftsteller Arthur Koestler hat ihn genau erkannt und beschrieben. Wer seine Stimme zum erstenmal vom Tonband hört, ist eigentlich immer schockiert, meint Koestler. Als Beispiel erzählt er von sich: »Ich stamme aus Ungarn, und obwohl mein Akzent die typische Breiigkeit von Erbsensuppe hat, war mir das völlig unbewußt, bis ich meine Stimme zum erstenmal bei einer Rundfunkaufnahme hörte. Ich habe ein gutes Ohr für die Akzente anderer Menschen, höre meine Stimme aber so, als sei sie frei davon.« So können wir beim Singen total danebenliegen und doch meinen, die Töne stimmen, bis uns ein Begleitinstrument aus den Träumen reißt.

Dazu kommt es nach Koestler, weil die eigentliche Hervorbringung der Stimme und ihre Akustik bei ihrer Wahrnehmung durch uns eher eine untergeordnete Rolle spielt. Der Hauptanteil dessen, was wir wahrnehmen, ist der Klang, wie er in unserer Vorstellung existiert. Zwischen dem, was wir zu hören glauben, und dem, was andere hören, wenn unsere Stimme erklingt, können Welten liegen. Diese Diskrepanz bemerken wir nicht, weil wir beim Hören nicht das wahrnehmen, was wir wirklich nach außen bringen, sondern nur das, was wir hören wollen.

Das gleiche gilt von unseren Gesten und Bewegungen, meint Koestler, wie unzulänglich und genau das Gegenteil bewirkend sie auch sein mögen. »Die unbeholfene Geste wird nicht bewußt,

weil die Wahrnehmung direkt vom Bild der be-
absichtigten anmutigen Bewegung beeinflußt
wird.«

Die Krönung der Sinne

Wie können wir also gegen den Zug in uns vorgehen, der sozusagen ein Wunschdenken unserer
Sinne begünstigt, das auf einer Verwechslung der
Absicht mit dem Handeln beruht, wie es sich in
Wirklichkeit abspielt? Kurz gesagt, wie werden
wir die schlechten Gewohnheiten los, die uns so
zusetzen?

Die Alexander-Technik und daher alle Schritte,
mit denen sie sich aus diesem Buch erlernen läßt,
gehen das Problem dadurch an, daß sie sich auf
eine Fähigkeit besinnen, die wir alle besitzen, die
aber oft übersehen wird, da sie den sogenannten
»fünf Sinnen«, von denen wir immer reden, nicht
zugeordnet werden kann. Sie gehört nicht zu der
ursprünglichen Fünfzahl, die Aristoteles vor langer Zeit aufstellte. Wenn wir unsere Aufmerksamkeit auf diese Fähigkeit richten, haben wir wirklich die Möglichkeit, unseren gesamten Organismus zu bereichern.

Diese Bereicherung des ganzen Menschen beruht
auf etwas, was die Kenner und Liebhaber einer
guten körperlichen Verfassung die »Krönung der
Sinne« nennen, das eigentliche Merkmal einer
hervorragenden körperlichen Verfassung. Wenn
wir die scheinbar mühelose Koordination der Bewegungen großer Sportler bewundern, die Be-
hendigkeit, das Gleichgewicht, mit denen ein

Freund die alltäglichsten Verrichtungen ausführt, dann freuen wir uns über genau diese »Krönung«. Die Fähigkeit zeigt sich deutlich bei Menschen wie Luftakrobaten, Jongleuren oder Bildhauern, doch bei vielen von uns ist sie kläglich unterentwickelt. Bei einer UNESCO-Konferenz über Gehirntätigkeit und Bewußtsein warf ein Sprecher allen, die sich mit dieser Fähigkeit befassen, vor, sie würden versuchen, das »Unerforschliche zu ergründen«.

So unergründlich ist sie gar nicht. Die meisten wissen etwas von ihr. Sie heißt Kinästhesie oder kinästhetischer Sinn. Manchmal wird sie Muskelgefühl genannt, wobei sich ihre Sinnesorgane nicht nur in den Muskeln, sondern auch an den Sehnen und Gelenkkapseln befinden. Mit Hilfe dieses Sinnes ist uns selbst bei geschlossenen Augen die Stellung jedes Körperteils bewußt. Aufgrund dieses Sinnes sind wir ständig im Bild, welche Gesten wir machen, wie Druck oder Spannung im Körper verteilt sind. Mit seiner Hilfe können wir Umfang und Stärke unserer Bewegungen abschätzen und stellen uns auf das Gewicht von allem ein, was wir heben.

»Kinästhetisch« setzt sich aus den Wörtern »kinetisch« (auf Bewegung beruhend) und »ästhetisch« (der Empfindung zugehörig) zusammen und heißt soviel wie »zur Bewegungsempfindung gehörig«. Da dieses Gefühl für das Üben der Alexander-Technik wesentlich ist, geht es bei dem gesamten Programm dieses Buches um seine Entwicklung. Wenn wir sichergehen wollen, daß wir unsere Körper richtig gebrauchen, müssen wir nicht erst wissen, wie die einzelnen Muskeln heißen oder wo sie auf einer anatomischen Abbildung zu finden sind. Die nötigen Informationen erhalten wir über den kinästhetischen Sinn. Wir können spüren, was wir tun, und gewinnen so ein klares, deutliches Bild von uns und unserem Handeln.

Wenn wir die Grundbewegung und die auf ihr aufbauenden sieben Schritte einfühlsam üben, nimmt die Verläßlichkeit unseres kinästhetischen Sinns zu, und wir erhalten einen neuen Maßstab für guten Gebrauch.

Die Welt im Innern entdecken

Die »Krönung der Sinne«, deren Verkünder Alexander war, rückte während der letzten zehn Jahre in den Vereinigten Staaten stark in den Vordergrund, weil so viele von einer Bewegung erfaßt wurden, der es um die Möglichkeiten des Menschen geht. Eigentlich setzt jeder Zweig dieser Bewegung irgendwie die Körperbewußtheit ein, die aber auch schon früher nie wirklich übersehen wurde, wenn es um das Thema der seelisch-körperlichen Gesundheit ging. Der kluge und geachtete medizinische Ratgeber Dr. George V. N. Dearborn aus Neuengland betonte immer wieder, welch bedeutende Rolle der kinästhetische Sinn im Leben jedes Menschen spielt. Er nannte ihn die »Kettfäden im Gewebe der Sinneswahrnehmungen – den dynamischen Index der Persönlichkeit, mit dem der Körper erfaßt wird«.

Nach Ansicht Dr. Dearborns besteht ein Problem darin, daß die starken Sinneseindrücke, die Licht und Farbe hervorrufen, diese feineren Empfindungen überlagern, und zwar manchmal so stark, daß viele intelligenten Leute durch ihr Leben gehen und »überhaupt nicht wissen, daß es im Gewebe unseres bewußten Daseins etwas so Wesentliches wie diese Kettfäden gibt«.

Das Üben der Alexander-Technik schafft mit seinen Wirkungen die Möglichkeit, immer feiner werdende Botschaften aus dem Inneren zu empfangen. Das wiederum führt zu einem harmonischen Zusammenspiel aller Fähigkeiten und läßt die erste spürbare Frucht unserer fortschreitenden kinästhetischen Entwicklung reifen: eine gute Koordination der Muskeln.

Geteilte Person und ganze Person

Es gibt immer zwei Möglichkeiten, wie jemand lernen kann, irgendeine Handlung auszuführen. Einmal können wir uns auf den Körperteil konzentrieren, der die eigentliche Arbeit leistet. Zum anderen können wir die natürliche, integrierende Tätigkeit des *gesamten* Körpers einsetzen, *alle* Teile gleichzeitig spüren und sie zur Handlung koordinieren. Das bedeutet, daß wir die Grundbewegung einsetzen.

Bei der ersten Möglichkeit kann so einiges geschehen, was unnötige Anstrengung verursacht. Wenn jemand zum Beispiel einen Ball werfen will, spürt er, daß er den Arm schwingen muß, was er auch nach Kräften tut. Da es viele mögliche Kombinationen von Muskelspannungen und -dehnungen gibt, kann er zum Beispiel unwillkürlich eine Schulter hochziehen. Der übrige Körper ist ihm kaum bewußt, und der Körper muß dann beim Heben der Schulter das Gleichgewicht wiederherstellen, was meist nur ungenügend geschieht.

Beim anderen Vorgehen wird bei der Handlung die ganze Person mit einbezogen. Das bedeutet nicht, daß sich der gesamte Organismus anstrengen muß, um den Arm zu bewegen. Er läßt vielmehr den Arm auf eine Weise schwingen, bei der der ganze Körper im Gleichgewicht bleibt und die Energie wirkungsvoll gelenkt werden kann. Mit der Zeit ermöglicht uns der kinästhetische Sinn, zuzulassen, daß diese ganzheitliche Verhaltensweise, die Grundbewegung, auf alles einwirkt, was wir tun.

Im Jetzt bleiben

Bleib wach, wenn du die nun folgenden Schritte ausführst. Die Augen dürfen nicht starr und glasig werden; der Blick ist aufmerksam und nimmt wahr. Nicht vor lauter Anstrengung den Atem anhalten. Sei während der ganzen Zeit, in der du dich einem der Schritte widmest, jeden Augenblick offen für die Botschaften, die Gefühle, die dich aus den Körperteilen erreichen. Du wirst dann selbst durch direktes Üben entdecken, was es heißt, mit dieser Körper und Geist verbindenden Technik zu leben, die sich aus den Schritten ergibt; wie sie sich anfühlt, wie sie wirkt. Du wirst die wohltuende Wirkung dieser anhaltenden Erfahrung einer umfassenden persönlichen Harmonie selbst direkt kennenlernen.

Kapitel 6

Mit der Technik jung bleiben

Die Jugendfrische, die anziehende Haltung, die mit der Alexander-Technik kommen, sollten ein für allemal die Ansicht überwinden helfen, daß Männer wie Frauen von der Last der Jahre unausweichlich niedergedrückt, gebeugt werden und im Alter schrumpfen. Was früher »Witwenbuckel« genannt wurde, ist längst nicht mehr auf höhere Kreise beschränkt, tritt bei Männern so wie bei Frauen auf und zeigt sich schon in viel jüngeren Jahren. Die bucklige Haltung beleidigt das Auge, ist eine Behinderung und ist doch typisch für unsere Zeit geworden.

Wir sind alle schon einmal den seltenen Männern und Frauen begegnet, denen das Alter kaum anzumerken ist, weil sie sich gerade halten, ein frisches Gesicht haben, sich geschmeidig bewegen und mit federnden Schritten gehen. Diesen beruhigenden Anblick verdrängen und vergessen wir nur zu gern. Wir lassen uns lieber weiter von der eher finsteren und erschreckenden Vorstellung beeinflussen, die heute so weit verbreitet ist, daß die Schwerkraft das ganze Leben gegen uns arbeitet, daß sie uns immer weiter hinabzieht, bis wir schließlich den Widerstand aufgeben und von ihr erledigt sind.

Kein Zweifel, die Schwerkraft ist ein Faktor der

Umwelt des Menschen, der ständig wirkt. Wie Luft, Sonnenlicht und andere, vertrautere Faktoren spielt sie bei allem, was wir tun, eine große Rolle. Da unser Körper Masse hat, werden natürlich alle Bewegungen und Tätigkeiten von der Anziehungskraft der Gravitation beeinflußt. Soweit ist das sicher richtig. Aber wie sieht es sonst mit dieser Theorie aus?

Weshalb wir schrumpfen

Viele sind der Ansicht, daß wir in einen ausweglosen, lebenslangen Kampf verstrickt sind, in dem sich menschliche Kraft und die unnachgiebige Schwerkraft gegenüberstehen und in dem wir einfach unterliegen müssen. Unaufhörlich wirkt sie den ganzen Tag unheilvoll auf uns ein. Untersuchungen haben gezeigt, daß Menschen vom Aufstehen am Morgen bis zum Schlafengehen nachts etwa um einen Zentimeter kleiner werden. Im Schlaf liegen wir parallel zum Boden; die allgegenwärtige Schwere wirkt anders auf uns ein, und wir gewinnen wieder an Körpergröße. Was dieser ungleiche Kampf im Lauf eines Lebens bewirken kann, läßt sich an gebeugten, humpelnden älteren Menschen sehen, die um einige Zentimeter kleiner geworden sind. Die Schwerkraft hat sie langsam niedergedrückt.

Als die Skylab-Astronauten zurückkehrten, wurde uns auf neue Art klar, welche tödlichen Wirkungen die Schwerkraft hat. Sie hatten Monate außerhalb der Erdschwere zugebracht und kamen erstaunlich aufrecht zurück. Sie waren sogar größer geworden, und um die Hüften schlanker, zum Teil deshalb, weil sie nicht mehr wie auf der Erde nach unten gezogen wurden und sich so strecken konnten.

Immer weiter hinunter ... die unnachgiebige, unaufhörliche Anziehungskraft wird als Ursache vieler Altersbeschwerden gesehen. Nach den Worten des Biologen D'Arcy W. Thompson spüren wir die Schwerkraft »in jeder Bewegung unserer Gliedmaßen, in jedem Herzschlag«, und »sie zeichnet uns mit traurigen Falten, hängenden Mundwinkeln, hängenden Brüsten; sie ist die unbezwingbare Kraft, die uns am Ende zu Fall bringt, uns auf das Sterbelager bettet und ins Grab senkt«.

Das aufrecht gehende Geschöpf

Das ist alles angeblich der Preis, den wir für unser zweibeiniges, aufrechtes Stehen zahlen müssen, und wir kennen das Problem, seit sich die Vorderpfoten unserer Ahnen in vorgeschichtlicher Zeit vom Boden gelöst haben. Nach dieser Auffassung sind die Vierbeiner besser gerüstet, der Schwerkraft zu widerstehen, als wir. Wir scheinen als Zweibeiner seltsam schlecht ausgerüstet, um die aufrechte Haltung richtig zu bewahren. Einmal scheinen wir wie eine auf der Spitze stehende Pyramide kopflastig zu sein, wobei der schwere Kopf und die Schultern das Knochengerüst niederdrücken. Unser Rückgrat ist biegsam und an mehreren Stellen gewölbt; vielleicht eine sinnreiche Einrichtung, um Stöße abzufangen, aber nicht gerade ideal, um unser Gewicht zu stützen. Wir tragen das Gewicht unserer inneren Organe hoch über unserem Schwerpunkt.

Wie können wir im Hinblick auf diese Auffassung überhaupt hoffen, uns im Stehen oder Sitzen gegen die Schwerkraft zu behaupten? Wir sind gezwungen, uns dieser Kraft durch reine Muskelanstrengung zu widersetzen. Unser Skelett ist ein kompliziertes System miteinander verbundener Hebel – Knochen und Gelenke –, die von den Muskeln und Bändern gehalten und bewegt werden. Einfach nur aufrecht zu stehen ist eine Art Triumph der Akrobatik, zu dem das genaue Gleichgewicht von über zweihundert Muskelpaaren gehört, die sich unterschiedlich zusammenziehen und entspannen müssen. Diese Muskelgruppen werden über Reflexe in einem Zustand des Tonus, der Spannkraft, gehalten – zum Teil zusammengezogen und funktionsbereit –, außer wenn der Körper völlig waagrecht liegt.

Warum müssen wir auseinanderfallen?

Die Schwerkraft drückt zwar auf alle Körperteile, doch am meisten wird das System der Knochen und Muskeln beansprucht, das uns aufrecht hält. Und Beanspruchung bedeutet Schädigung, Verformung und Verspannung, die davon abhängen, wieweit sich Schwerkraft und die persönliche Kraft der einzelnen aufheben und ausgleichen können.

Der eigentliche Kampfplatz der Menschen gegen die Schwerkraft kann im System der Knochen und Muskeln gesehen werden, dessen Hauptstützen Becken, Rückgrat und das Netz der Muskeln und Bänder sind. Die Auswirkungen des Kampfes sind jedoch auch in den anderen wichtigen Systemen des Körpers zu spüren, in Atmung und Kreislauf wie im Nervensystem. Wenn irgendeine dieser Komponenten gestört ist oder versagt, ist der gesamte Kampf beeinträchtigt.

Darin liegt, wie es heißt, der Grund für viele chronisch fortschreitenden Degenerationserscheinungen, die die schwankend auf zwei Beinen stehende Menschheit heimsuchen. Dr. Richard Selzer führt in seinem grimmigen Buch *Mortal Lessons* alle äußerlichen Leiden auf, die seiner Meinung nach darauf hindeuten, daß es uns in unserer aufrechten Haltung nicht gelingen kann, dem Druck zu widerstehen, den die Schwerkraft auf uns ausübt. Er fand heraus, daß alles beeinflußt wird, Körperchemie wie auch Regelungs- und Koordinationsmechanismen. Nach Dr. Selzer geschieht mit unseren Wirbeln, die aufeinandergestapelt sind, folgendes: Sie verrutschen, verformen sich und nützen sich ab. Die Wölbung unserer Füße wird flacher. Unsere Hüftgelenke beginnen zu knirschen und sind nicht mehr zu bewegen. Unser Fleisch drängt heraus und läßt Bruchleiden entstehen. Unser Blut sammelt sich in Hämorrhoiden und Krampfadern. Unklares Denken, Stimmungen, Gefühle, Einstellungen und Verhalten tragen möglicherweise auch dazu bei, daß wir uns nur schlecht den Belastungen anpassen, die ein Leben auf der Erde mit sich bringt.

Wie wir damit umgehen können

Das extreme, erschreckende Bild, das wir uns eben ansahen, und das heute von so vielen für wahr gehalten wird, ist freilich einseitig und unvollständig. Es befaßt sich nur oberflächlich mit dem vielschichtigen Verhältnis, in dem der Mensch zur Schwere steht, zur Anziehung, die die Erde auf ihn ausübt.

Der Mensch ist der Schwerkraft vollkommen gewachsen. Wie Professor Tinbergen zeigt, muß die menschliche Gattung in der langen Zeit, in der sie aufrecht geht, den richtigen Körper mit einem angemessenen Bewegungsapparat für das Dasein als Zweibeiner entwickelt haben. Von der Evolution her gesehen, wäre das Abenteuer, sich aufzurichten, vermutlich nie weitergeführt worden, wenn es der Mensch nicht gemeistert hätte. Wir mußten einfach Wege finden, die Auswirkungen der Schwerkraft aufzuheben, sonst hätten wir auf der Erde nicht weiterleben können. Und diese Anpassung wird vererbt. Wir kommen mit einem Körper auf die Welt, der sich leicht und gut gebrauchen läßt, der mit der Anziehungskraft der Erde umgehen kann.

Dieser gute Gebrauch, der auf Reflexe zurückgeht, läßt sich an kleinen Kindern beobachten. In den ersten zwei oder drei Jahren, wenn sie anfangen, sich zu bewegen und zu laufen, und ihre Körperhaltung noch nicht schlecht geworden ist, zeigen sie in allem, was sie tun, eine wunderschöne Unbekümmertheit und Leichtigkeit. Sie bewegen sich auf prachtvolle Weise ganz natürlich. Sieh dir nur ein Baby an, das von selbst zum Sitzen kommt: Der ganze Körper ist im Gleichgewicht, weder der Rücken noch sonst etwas ist verspannt. Oder schau dir an, wie ein Baby den Kopf dreht: Es bewegt sich ganz geschmeidig, ohne jede Anspannung.

Es geht von allein

Sorgfältige, ins einzelne gehende Studien des Körpers und seines Halteapparats lassen eine technische Erklärung im Hinblick auf Anatomie und Physiologie zu. Es zeigt sich tatsächlich, daß der Körperbau der menschlichen Gattung so eingerichtet ist, daß er mühelos der Anziehung der Schwerkraft in der aufrechten Haltung entgegenwirken kann, wenn alle Körperteile im Gleichgewicht sind. Wenn sich der Körper natürlich wie eine Art biegsamer Säule hält und seine Energie, seine Bewegung nach oben gelenkt wird – durch den ganzen Rumpf, der dem Kopf folgt –, kann er wirkungsvoll und geschmeidig funktionieren. (Abb. 1) In diesem Zustand kann das System der Reflexe des Körpers richtig arbeiten.

Die korrekten Botschaften von einem Körperteil zum anderen (Koordination) werden richtig weitergeleitet und gedeutet. Wir müssen nicht erst auf Verkrampfungen und plötzliche Schmerzen verspannter Muskeln warten, die uns zeigen, daß etwas nicht in Ordnung ist. Wir erleben eine neue Art der Bewegung, die sich von unserer früheren Erfahrung angespannter Tätigkeit unterscheidet. In einer bestimmten Handlung werden nur die Muskeln eingesetzt, die für sie nötig sind. Die Bewegung des Kopfes geht der Bewegung des Körpers voraus und beeinflußt sie, damit alle Teile (die Muskeln) zusammenarbeiten (Koordination), sich harmonisch aufeinander abgestimmt zusammenziehen und entspannen.

Wenn wir nicht auf die Fähigkeit unseres Körpers vertrauen und diesen natürlichen Reflex stören, der für die mühelosen Bewegungen sorgt, gerät alles aus dem Gleichgewicht. Wenn der Kopf nicht anfängt, gerät die Wirbelsäule in Unordnung. (Abb. 2) Unsere Bewegungsreflexe werden gestört, und ein Muskel wirkt dem anderen entgegen. Wir kommen uns sogar schwerer vor, weil die übermäßige Verspannung der Muskeln auf die Gelenke drückt.

Wenn wir uns in den Griff bekommen wollen, machen wir den Hals kürzer und ziehen den Brustkorb nach unten, oder verkürzen und verkrümmen den Rücken. Und diese Gewohnheiten und Anspannungen führen dazu, daß wir oft glauben, die Schwerkraft arbeite gegen uns. Es ist jedoch eher so, daß *wir* gegen uns selbst arbeiten, was dann durch die Schwerkraft nur noch verstärkt wird. Ein Körperteil, der hier oder dort aus seiner Lage gerät, schafft ein Ungleichgewicht, und wie eine schiefe Säule oder ein ungleichmäßiger Turm von Blöcken gestützt werden müssen, sind dann beim Körper Muskelanspannungen nötig, um ihn aufrecht zu halten.

1. Energie und Bewegung nach oben geleitet.

2. Wirbelsäule in Unordnung.

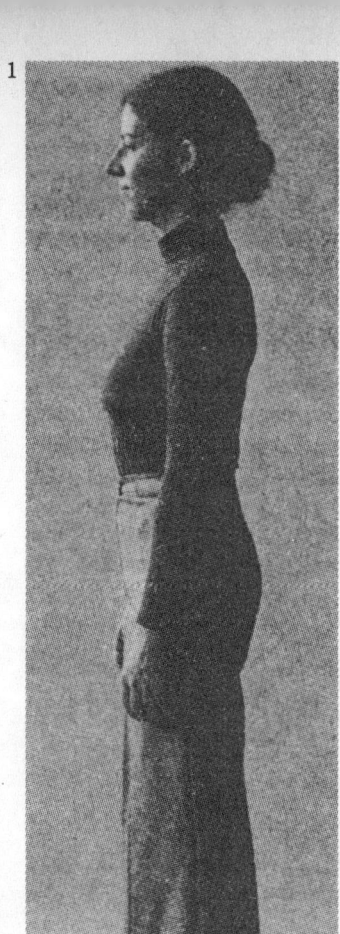
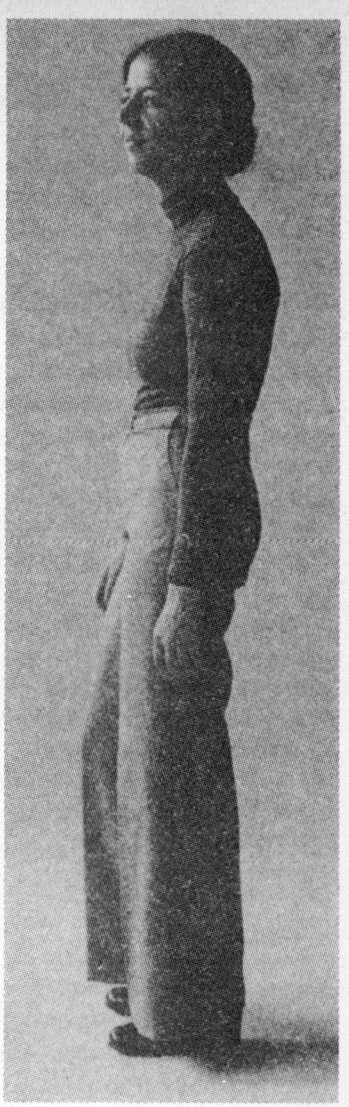

Nie das Gefühl der Anstrengung

Wir begegnen der Schwerkraft, indem wir uns im »Gleichgewicht« halten, und Gleichgewicht läßt sich grundsätzlich so definieren: Es ist ein Zustand, in dem wir uns nirgends festhalten müssen, um eine bestimmte Stellung zu halten.

Die meisten glauben, daß sie im Gleichgewicht sind, wenn sie stehen (sonst müßte man ja umfallen). Aber in Wirklichkeit halten wir uns gewöhnlich an etwas fest – an uns selbst nämlich. Selbst wenn wir uns für entspannt halten, sind trotzdem im gesamten Körper Muskeln angespannt, halten fest, damit sich der Zustand nicht ändert, in dem wir uns eben befinden. Diese übermäßige Anspannung ist unnötig. Der menschliche Körper ist so wunderbar gebaut, daß er auf solche Anspannungen gar nicht angewiesen ist. Unser Knochengerüst, unser Skelett, ist als System von gewölbten Bögen und Stützen so fein in sich abgestimmt, daß gewisse Muskeln sich bloß ein wenig zusammenziehen müssen, um die »Arbeit« zu leisten, die uns stehen läßt. Die Alexander-Technik bringt den Kopf oben auf der Wirbelsäule ins rechte körperliche Gleichgewicht, der Körper folgt, und so kommt es zur erwünschten Ausrichtung des gesamten Organismus. Das neue Gleichgewicht entspannt und befreit Dutzende von Muskeln, die vorher die ganze Zeit mit »Festhalten« beschäftigt waren, um einen Zustand zu bewahren, der bestenfalls eine grobe, unbefriedigende Annäherung an das wahre Gleichgewicht ist. Und diese Entspannung der Muskeln erklärt zu einem guten Teil, warum sich die Technik so sehr eignet, überflüssige Muskelkontraktionen zu vermeiden.

Eine Zukunft, die uns keine Angst macht

Ein angemessenes Einrichten auf die Schwerkraft im Stehen, Gehen, in unseren Bewegungen ist also offenbar eine alte, vererbte Form des Verhaltens. Wenn wir uns bei allem, was wir tun, fehlerhaft gebrauchen, so ist das als Folge des modernen Lebens zu sehen. Viele von uns haben noch die fernen Stimmen der Eltern und Lehrer im Ohr, die ständig wiederholen: »Stell dich gerade hin«, »Mach keinen krummen Rücken«, »Du hast eine ganz schreckliche Haltung«. Oder »Kleine Mädchen setzen sich nicht so hin.« Aber bevor wir noch solche Ermahnungen hörten, die überhaupt keine Hilfe waren, hatte unser Körper schon aufgehört, auf natürliche Weise zu funktionieren. Das hatte seine Ursache in der Art, wie wir als Kleinkinder behandelt worden sind, oder lag an den Vorbildern, die wir in der Familie oder Schule nachahmten. Der Grund können auch Aufgaben sein, die wir durchführen mußten, bevor wir dazu noch körperlich fähig oder bereit waren, oder die Möbelstücke und Sachen, die zu unserem Leben gehörten.

Deshalb ist auch richtig, daß die Schwerkraft für die meisten von uns etwas unausweichlich Beherrschendes und Verderbliches darstellt. Wenn wir uns mißbrauchen, arbeiten wir gegen unseren natürlichen Halteapparat, der den Zug nach unten ausgleicht, der auf alle Formen irdischen Lebens einwirkt.

Die Verkürzung der Nackenmuskulatur, mit der wir jede Handlung einleiten, und in der Alexander die Wurzel unserer Schwierigkeiten erkannte, bedeutet vor allem, daß Verspannung und Schwerkraft Hand in Hand arbeiten. Der Körper kann sich den Auswirkungen nicht widersetzen, und Rumpf wie Wirbelsäule werden allmählich zusammengedrückt.

Das müßte nicht sein. Mit Hilfe der Alexander-Technik können wir unserer gewohnten Einmischung in die natürlichen Reflexe des Körpers Einhalt gebieten und das Ausgleichen der Schwerkraft erleichtern. Die Bewegung des Kopfes vorwärts nach oben, der die Bewegung des Körpers folgt, kann uns frei machen für alles, was wir tun wollen, und wir können es so tun, wie *wir* es wollen. Wir sind nicht länger die hilflosen Spielzeuge oder Opfer einer feindseligen Kraft aus der Tiefe.

Die jungen Menschen, die Erwachsenen, die Alten, die jetzt mit der Technik anfangen, brauchen keine Angst zu haben, daß die Jahre sie niederdrücken werden, daß sie der Schwerkraft allmählich unterliegen. Sobald wir uns entschließen, unseren schlechten Selbstgebrauch aufzugeben, gebieten wir dieser Entwicklung Einhalt, und unsere ursprüngliche Anmut kehrt zurück. Wenn wir die Alexander-Technik einsetzen, können wir wieder zur Ruhe finden auf diesem Planeten und uns voller Vertrauen mit den Dingen befassen, die in unserem Leben wichtig sind.

Teil II

Die Praxis der Technik
Wie sie geübt wird

Die sieben Schritte

Ein Übungsprogramm ohne Anstrengung

Die folgenden Kapitel bieten ein einfaches Programm von sieben Schritten, die aufeinander aufbauen und mit denen sich die Alexander-Technik lernen läßt. Dabei wird dir gezeigt, wie du das Grundprinzip auf alle deine Bewegungen anwenden kannst.

Jeder Schritt umfaßt drei Teile: 1. eine vorbereitende Stufe, auf der du erkundest, wie dein Zustand ist, bevor du anfängst, 2. der Schritt selbst, und 3. Vorschläge, wie du ihn im Alltag anwenden kannst.

Jeder Schritt führt nach einem genauen Plan zum nächsten. Doch alle Schritte sind ausnahmslos Erweiterungen und Vertiefungen der Grundbewegung, die in Kapitel 4 dargestellt wurde. Diese Bewegung ist der Schlüssel zur ganzen Technik, und der sieht, wie wir schon hörten, so aus: *Wenn du eine Bewegung oder Tätigkeit beginnst, läßt du den ganzen Kopf vorwärts nach oben gehen, weg vom ganzen Körper, und läßt zu, daß sich der ganze Körper längt, indem er der Bewegung nach oben folgt.* Wir weisen also vor jeder neuen Bewegung noch einmal auf sie hin.

Die Grundbewegung wird oft in der Beschrei-

bung des jeweiligen Schritts im Druck hervorgehoben. Achte während des gesamten Schritts auf
alle Anweisungen, die hervorgehoben sind, da sie
für den Erfolg deiner Versuche wesentlich sind.

Keine Hanteln, keine Trainingsanzüge

Dieses Programm hat einfache Schritte, und
Sportgeräte oder -ausrüstungen sind auch nicht
erforderlich. Die Übungen können zu Hause oder
bei der Arbeit, in der Küche oder im Büro, also
überall ausgeführt werden. (Wenn wir sie bei gu-
tem Wetter im Freien machen, kommen wir dabei
in den Genuß frischer Luft.)
Beim Üben brauchen wir keine Turnkleidung,
keine Gymnastikanzüge oder andere Spezialklei-
dung. Es geht in der Straßenkleidung, in den Bü-
rosachen, in jeder Kleidung, die wir gerade tragen, und hinterher müssen wir uns auch nicht
umziehen. Die Kleidung sollte aber so locker sein,
daß sie unseren Bewegungsspielraum nicht ein-
engt, daß wir in ihr frei atmen können. Wenn sie
nicht so bequem ist, können wir den Kragen öffnen oder den Gürtel etwas weiter machen. Am
besten sorgen wir dafür, daß wir uns frei bewegen
und gut durchatmen können.

Wie wir anfangen

Lies die Anweisungen für jeden Schritt langsam
durch, bis du weißt, worum es geht. (Du kannst
sie dir auch von jemand laut vorlesen lassen.)

Dann führe sie in der vorgeschriebenen Weise aus.

Die Anweisungen benützen manchmal bildliche Ausdrücke, um bestimmte Vorstellungen zu vermitteln. Wenn es also heißt »die Energie nach oben lenken«, geht es sicher nicht um einen »wissenschaftlichen« Begriff. Es genügt, sich an die Anweisung zu halten.

Wenn du übst, brauchst du dir nicht gleich eine Menge Schritte vorzunehmen. Du kannst dich der Reihe nach mit ihnen befassen. Du kannst dir zum Beispiel an einem Tag einen Schritt vornehmen und den Rest der Woche darauf achten, wie dir die bestimmte Bewegung vorkommt, wenn du in deinem täglichen Tun und Handeln auf sie stößt.

Dann nimm dir den nächsten Schritt vor. Gehe sie zunächst der Reihe nach durch, da jede Bewegung nach einem genauen Plan zur nächsten führt. Manche Leute nehmen sich gern einige pro Woche vor. Finde selbst heraus, wie schnell oder langsam du vorgehen mußt.

Du kannst später immer zu einem der Schritte zurückkehren und aufpassen, ob du noch mehr in ihm entdeckst. Ganz gleich, wie oft du sie wiederholst, sie werden dir immer guttun, sobald du aufmerksam bei der Sache bist. Übe nie mechanisch: du bist *keine* Maschine. Sich wie eine Maschine behandeln – das ist genau das, was man gewöhnlich unter »Üben« versteht. Eine schreckliche Sache. Wenn du bei unserem Programm jeden Augenblick aufmerksam bist, werden Sinne und Muskeln neu geschult.

Ein Genuß

Es ist wichtig, gewissenhaft zu üben, aber es ist *nicht* nötig, bis an die Grenzen der Belastbarkeit zu gehen. Das wäre genau der falsche Weg. Es tut dir viel besser, einen Schritt einfühlsam drei-, viermal ohne jede Anstrengung und Verspanntheit zu üben, statt ihn oft und mechanisch zu wiederholen. Denk dran: Du nimmst nicht an einem Wettkampf teil. Du übst den Schritt nur für dich selbst, zu deinem eigenen Besten.

Wenn du ein Essen hinunterschlingst, hast du keine Möglichkeit, den Geschmack der Speise zu genießen oder das Essen richtig zu verdauen. Schlecht verdaute Bewegung ist nicht so gut, genau wie schlecht verdautes Essen. Du wirst mehr Freude mit den Schritten haben, wenn du sie spielerisch und experimentierfreudig ausführst. Du solltest dir sogar ein wenig Zeit gönnen, um die Nachwirkungen der einzelnen Schritte wahrzunehmen und zu genießen. Spring nicht von einem gleich zum nächsten weiter.

Ob groß, klein, schlank, dick, schlaksig oder tapsig, ganz gleich, wie dein Körper gebaut ist und wie alt du bist, nichts kann dich hindern, die Schritte zu lernen und dabei fröhlich zu sein. Du wirst sie im weiteren Verlauf auf deinen Körper abstimmen.

Neun Regeln

1. »Kopf« bedeutet die ganze, dreidimensionale Kugel – nicht nur Gesicht oder Kinn oder sonst einen Teil. (Vgl. Abb. 9, S. 57)
2. »Körper« bedeutet den ganzen Rumpf. (Vgl. Abb. 11, S. 59)
3. »Nach oben« bezeichnet eine Richtung, keinen festen Ort im Raum. (Vgl. Abb. 12, 13, S. 60)
4. Sobald du dir einen neuen Schritt vornimmst, siehst du dir die Grundbewegung (S. 52 ff.) noch einmal an.
5. Geh jeden Schritt in deinem eigenen Tempo durch, und nicht so schnell wie möglich. Es kommt auf das *Wie* an.
6. Bleib voller Leben: Atme aufmerksam und nimm die Umgebung wahr. Es besteht kein Grund, den Atem anzuhalten und die Augen glasig und starr werden zu lassen.
7. Es braucht dich nicht zu beunruhigen, ob du die Schritte auch »richtig« machst. Es geht gar nicht darum, sie »richtig« zu machen, sondern um das Entdecken größerer Geschmeidigkeit und Freiheit in den Bewegungen.
8. Atme mühelos und natürlich durch die Nase.
9. Führe jeden Schritt aus, als wäre es das erstemal.

Nach vorn und hinten lehnen

Selbsterkundung

Setz dich auf einen Stuhl und dreh den Kopf von
einer Seite zur andern, und dann neigst du ihn
nach hinten und nach vorn, siehst dir den Raum
an.
Achte auf alle Sinneseindrücke. In der Wirbelsäule kann es knacken oder knirschen, Muskeln
können weh tun oder steif sein. Brauchst du außer dem Hals wirklich auch den Körper, um den
Kopf zu drehen?
Lehn dich nach vorn und setz dich wieder auf.
Wiederhole das drei-, viermal. Was verspannt sich,
wenn du dich nach vorn und dann nach hinten
bewegen willst? Drückst du nach vorn, statt die
Hüftgelenke einfach zu bewegen, als wären sie
Scharniere? Hältst du den Atem an?

Einsetzen der Grundbewegung

Du bleibst sitzen, änderst deine Haltung nicht,
sondern blickst dich im Raum um, indem du den
Kopf drehst. *Laß den ganzen Kopf sich nach oben
und fort vom Körper bewegen und dreh ihn oben
auf der Wirbelsäule* (oben auf dem Hals). Stell

fest, ob du den Kopf leichter bewegen, nach oben gehen lassen kannst. Laß die Muskeln, die nötig sind, ihre Arbeit tun und dreh den Kopf nicht mit Gewalt. Der Hals verdreht sich ein wenig, damit der Kopf sich weiter nach links oder rechts drehen kann.

Wenn du nun daran denkst, wie du mit deinem Kopf umgehst, *nimmst du deinen ganzen Körper mit in diese Bewegung nach oben hinein* und lehnst dich nach vorn. (Abb. 1) Während du deinen Kopf weiter vorwärts nach oben und fort vom höchsten Punkt der Wirbelsäule gehen läßt, läßt du deinen Körper, während er sich nach vorn in den Raum lehnt, nach oben folgen. Bleib sitzen. Beug dich einfach von den Hüften her nach vorn. Stell beim Vorlehnen fest, ob ein Unterschied besteht, wenn du den Kopf mit dem Körper nach oben drückst oder wenn du der Bewegung folgst, die der Kopf nach oben macht. Versuch beides. (Abb. 2) Wenn es dir schwerfällt, dich ohne ein Drücken und Pressen zu bewegen, dann neig den Kopf nach vorn, zum Boden hin, und laß den Körper der Bewegung folgen.

Anwendungen für den Alltag

Einige Beispiele für das Vor- und Zurücklehnen: die Schnürsenkel im Sitzen zubinden, den Fernseher vom Stuhl aus an- oder abschalten, im Sitzen jemand Feuer geben, am Tisch essen.

Die Suppe essen
Achte vor allem darauf, was passiert, wenn du

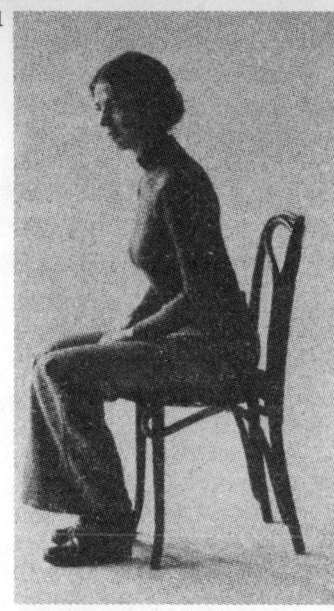
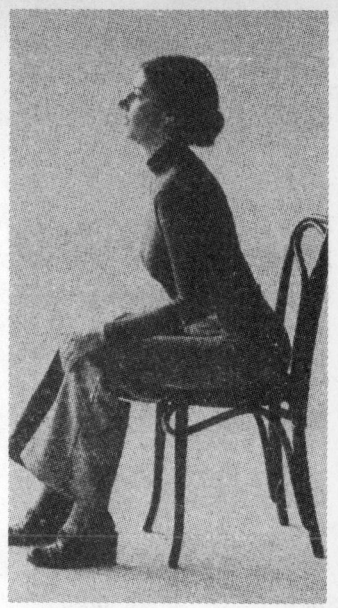

1. Vorlehnen und nach oben ausdehnen.

2. Unnötiges Drücken mit dem Körper.

Suppe ißt. Dabei besteht die Neigung, die Brust einfallen zu lassen und mit dem Kinn zum Teller hin zu gehen, damit keine Suppe verschüttet wird. (Abb. 3) Vielleicht hast du auch versucht, es genau andersherum zu machen: Du hast dich sehr aufrecht hingesetzt und versucht, den Löffel den ganzen Weg bis zum Mund zu balancieren, damit alles recht anmutig aussieht. (Abb. 4) Suppe läßt sich vermutlich am einfachsten essen, wenn wir uns ohne Anstrengung nach vorn lehnen (indem wir dem Kopf nach oben folgen) und den Rumpf ein wenig beugen, damit es vom Mund nicht so weit zum Teller ist. (Abb. 5) Das sieht auch anmu-

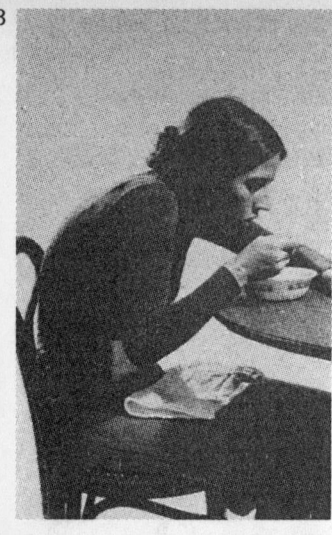

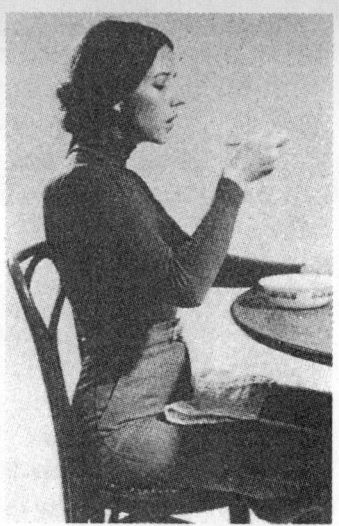

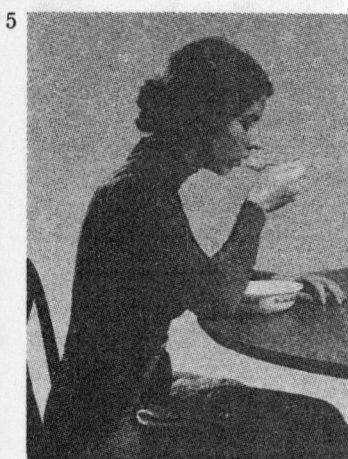

3. Niedergedrückt.

4. Steif, aufrecht und angestrengt.

5. Locker nach oben.

6. Gebückte Haltung.

7. Locker nach oben.

tiger aus, und die Suppe muß nicht groß balanciert werden.

Aus der gebückten Haltung herauskommen
»Manchmal möchte man einfach die liebe alte gebückte Haltung einnehmen«, sagte einer meiner Lehrer oft. Wenn du das nächstemal merkst, daß deine Haltung gebückt ist, dann bück dich noch ein bißchen tiefer als sonst. (Abb. 6) Mach dann die Erfahrung, wie du aus dieser Haltung herauskommst, indem dir zunächst bewußt wird, daß zwischen deinem ganzen Kopf und dem ganzen Körper eine wirkliche Verbindung besteht. Fang damit an, daß du den Kopf ganz sacht vorwärts nach oben gehen läßt. Dann laß den Körper nach

6

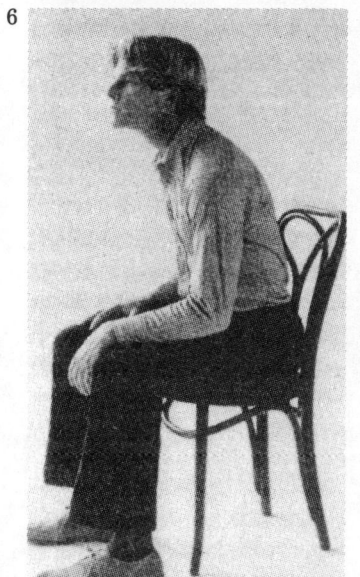

7

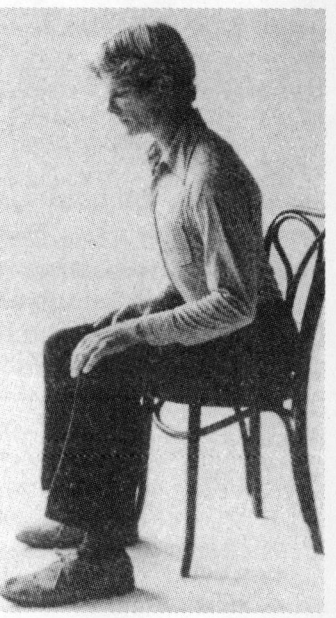

oben folgen, während du dich nach vorn und hinten lehnst. (Abb. 7) Achte auf die Veränderung, zu der es kommt, wenn du aus deiner gebückten Haltung »auftauchst«. Du hast dich nur ein bißchen bewegt, und dein Wohlgefühl hat schon zugenommen. Du kannst das immer machen, wenn du merkst, daß du dich gebückt hältst.

Wie du sprichst

Dein Sprechen wird davon beeinflußt, was du mit deinem Kopf machst. Wenn du lernst, wie du der Bewegung des Kopfes vorwärts nach oben mit dem ganzen Körper folgst, stellst du vielleicht fest, daß sich dein Atem ändert. (Vgl. S. 42 ff.) Ein freierer Atem führt zu einer freieren Stimme. Versuch laut aus einem Buch vorzulesen und schau, ob du feststellen kannst, was du dabei mit deinem Kopf und Hals machst. Bleiben sie frei, oder ziehst du sie nach unten?

Während du sprichst, denkst du jetzt dran, den Kopf vorwärts nach oben und fort vom Körper sich bewegen zu lassen, und der Körper folgt dann der Bewegung. Du läßt die Energie beim Sprechen weiter nach oben gehen.

Das leichte Gefühl des Kopfes hilft dir auch, den Unterkiefer zu entspannen. Wenn du feststellen willst, wie beweglich deine Kinnlade ist, legst du die Fingerspitzen ganz leicht dicht unter dem Mund ans Kinn, die Daumen an der Unterseite. Jetzt machst du die Kinnlade mit den Händen auf und zu, läßt dabei die Kaumuskeln locker. Wenn du Schwierigkeiten hast, das Kinn auf diese Weise zu bewegen, ist anzunehmen, daß du beim Sprechen die Muskeln dort anspannst. Du strengst dich also beim Sprechen mehr als nötig an. Du kannst das ändern, wenn du zuläßt, daß dein Körper der Bewegung des Kopfes vorwärts nach oben folgt.

Bewegung der Arme

Selbsterkundung

Mach die Übung im Sitzen. Später kannst du sie im Stehen probieren. Die Arme sind an den Seiten, und du hebst sie beide über den Kopf. Dann läßt du sie wieder sinken. Zunächst hebst du sie ohne Anstrengung, damit du beobachten kannst, was du mit Körper und Kopf machst. Dann versuchst du, sie rasch und auf verschiedene Weise zu bewegen, und achtest weiter auf Kopf und Körper.

Verspannst du den Hals, oder reckst du das Kinn vor? Biegst du den oberen Teil des Rumpfes nach vorn oder hinten? Welche Körperteile sind neben den Armen an dieser Bewegung beteiligt? Vielleicht fallen dir auch noch andere Dinge auf.

In der Bewegung ist jeder Körperteil mit jedem anderen verbunden. Mit anderen Worten, was du mit dem übrigen Körper und auch den Beinen tust, während du die Arme hebst, hat einen Einfluß auf die Mühelosigkeit, die Gewandtheit, mit der du sie bewegst.

Setz die Grundbewegung ein

Leg deine Hände mit den Handflächen nach unten auf die Oberschenkel. Laß die Hände liegen und die Arme bequem an den Seiten ruhen. Laß deinen Kopf sich locker vom Körper fort bewegen. *Während sich dein Hals längt und dein Körper der Bewegung des Kopfes vorwärts nach oben folgt,* läßt du deine Arme sich von den Fingerspitzen ausgehend dehnen und strecken. (Abb. 1, 2, 3) Beweg die Hände die Schenkel entlang auf die Knie zu. Wenn deine Arme gerade sind, hebst du sie über den Kopf. Dann laß die Arme wieder vor dir sinken. Wenn die Hände die Knie berühren, beugst du die Ellbogen und bringst die Hände wieder zu den Oberschenkeln. Während der ganzen Abfolge läßt du die Arme sich längen, läßt du deinen Kopf leicht auf dem Hals ruhen. Bei der Bewegung der Arme achtest du darauf, daß die Brust nicht einsackt oder sich anspannt, daß Schultern und Hals sich nicht verkrampfen. (Abb. 4, 5, 6) *Stell dir vor, daß jede Schulter vom Körper nach außen, seitlich nach unten sinkt,* damit sie sich nicht unnötig verspannen. (Abb. 7) Wie schon im Fall von Kopf und Körper brauchst du die Schultern nicht zu dieser Bewegung zu zwingen. Du läßt einfach ihre Bewegung zu. Du wiederholst das Heben der Arme und nimmst die neue Anweisung für die Schultern mit herein.

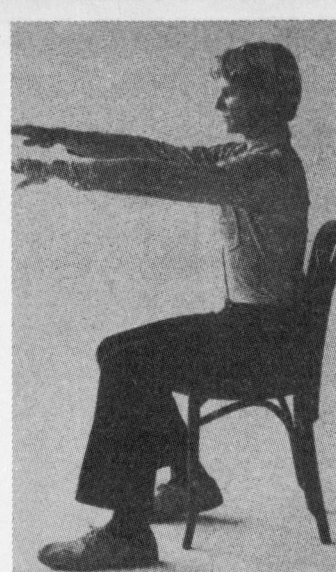

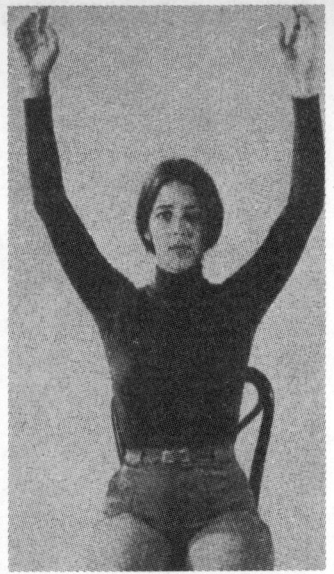

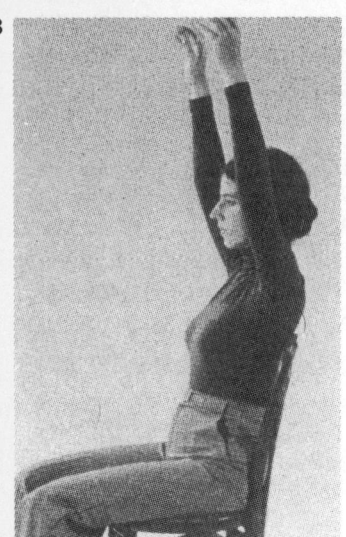

1, 2, 3. Während der Körper
dem Kopf nach oben folgt,
läßt du die Arme sich längen.

4, 5, 6. Ducken und Steif-
werden sind nicht nötig.

7. Die Schultern bewegen
sich nach oben und außen.

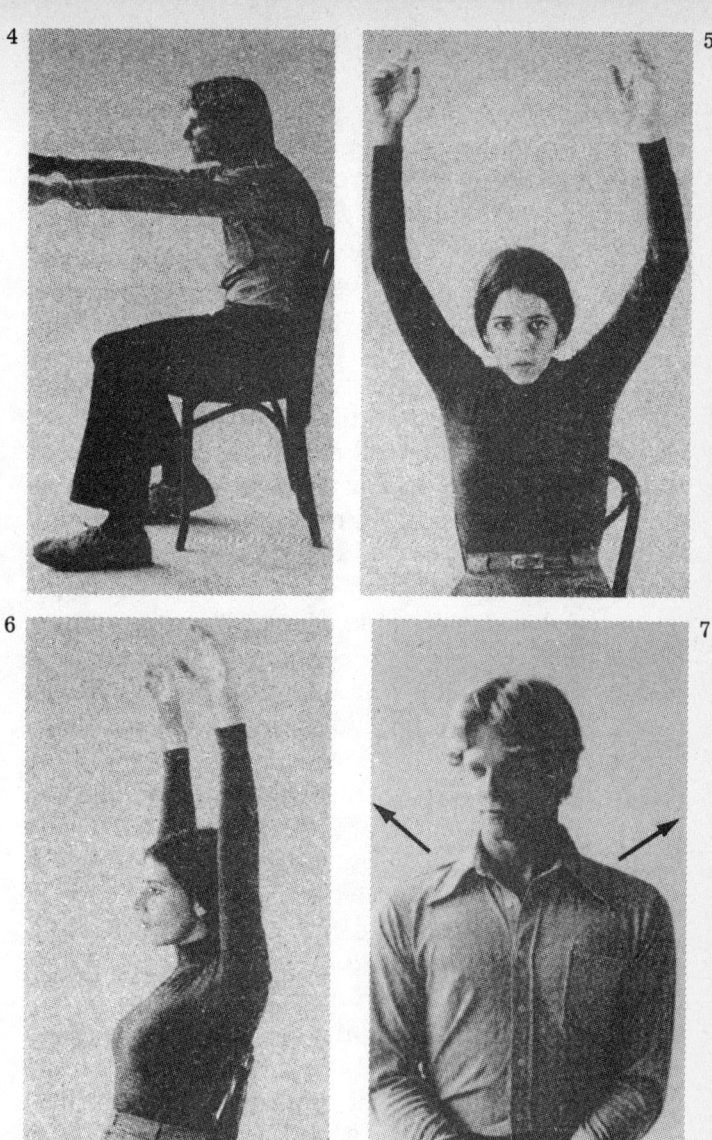

Anwendungen für den Alltag

Viele Menschen verkürzen gewöhnlich die meisten Muskeln der Glieder und Körperteile, die sie bewegen wollen, oder wenn sie ein Gelenk beugen möchten. Wenn wir zum Beispiel den Ellbogen beugen, machen die meisten von uns eine winzige, ruckartige Bewegung mit dem Arm, wodurch der Oberarm zur Schulter hin gezogen wird. Das macht das Ellbogengelenk fest. Dann wird unbewußt der richtige Muskel ausgewählt, der das Gelenk beugt, und er muß gegen die übrigen Muskeln arbeiten, die sich verkürzen. Dabei muß eine Menge Extraarbeit geleistet werden, und die meisten Menschen tun es ganz unwissentlich.

Wenn du darauf achtest, wie du deine Arme gebrauchst, kannst du eine Menge Verspannungen vermeiden, die sonst in Schultern und Hals auftreten würden. Achte im Alltag darauf, wie du Gegenstände ergreifst, hältst und einsetzt.

Zähneputzen

Ein gutes Beispiel dafür, wie die meisten Leute sich mehr Arbeit machen, als nötig ist, finden wir im Zähneputzen. Frag dich selbst, ob der Energieaufwand für etwas so Leichtes wie eine Zahnbürste wirklich nötig ist und ob du sie tatsächlich so fest gegen die Zähne drücken mußt.

Wenn du dir das nächstemal die Zähne putzt, tu es mit Verstand. Schau, ob es leichter geht. Achte auch darauf, was du mit dem anderen Arm und den Schultern machst. (Abb. 8, 9) Wenn wir etwas im Stehen tun, versteifen wir gern die Knie, und

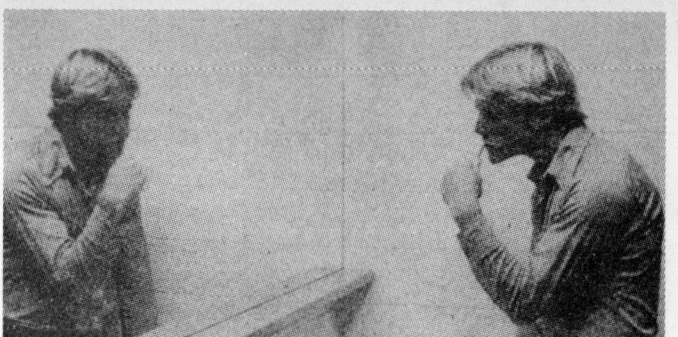

8. Gebückt.

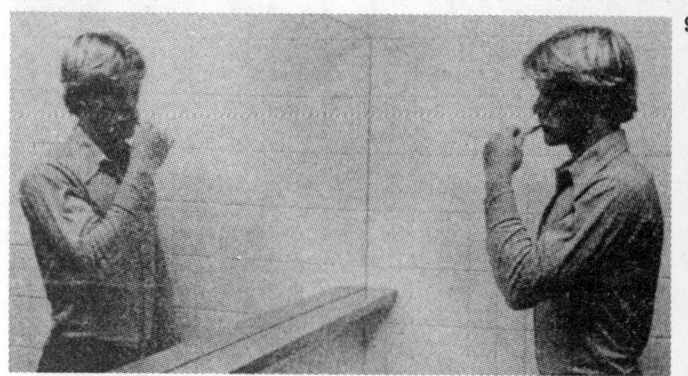

9. Der Körper folgt dem Kopf nach oben.

dadurch ist die Freiheit unserer Bewegungen unnötig eingeschränkt.

Die Tür aufmachen
Ähnliche Beobachtungen kannst du beim Öffnen einer Tür anstellen. Versuch herauszufinden, wieviel Kraft wirklich nötig ist, um nach der Klinke zu fassen. Dann laß den Kopf locker vorwärts

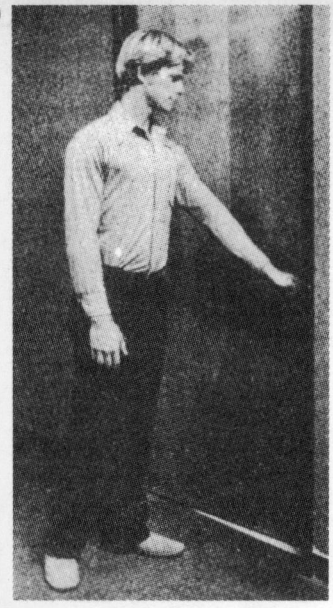
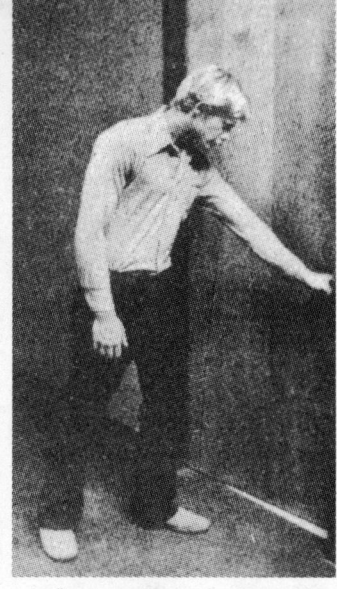

10. Nach oben gestreckt.   11. Überdehnt.

nach oben gehen und den Körper folgen. Schau, ob du zulassen kannst, daß dein Arm nach oben zur Klinke schwebt, indem er sich von den Fingerspitzen aus dehnt. (Abb. 10) Achte auch darauf, ob du das Ganze nicht übertreibst, indem du schon den Arm in Richtung Tür streckst, obwohl du noch gar nicht nahe genug bist. (Abb. 11)

Mit Kindern
Wie sich ein kleines Kind bewegt, wird sicher auch davon beeinflußt, wie du deine Arme gebrauchst, wie du es berührst. Ein Kind spürt an der Art der Berührung, ob du verspannt und nervös bist. Die Lockerheit deines Körpers überträgt

sich auf alle, die du berührst, vor allem auf Kinder.

Wenn du das nächstemal deinen Sohn oder deine Tochter hochhebst, überleg ein wenig und achte darauf, wie du mit dir selbst umgehst. Laß deinen Kopf vorwärts nach oben gehen, laß die Arme sich längen und halte das Kind mit dem geringsten Kraftaufwand. Die Lockerheit, die von dir auf das Kind übergeht, macht es ruhiger und umgänglicher.

Wichtig ist auch, wo das Kind gehalten wird, wenn du es hochhebst oder ihm beim Gehen oder Aufsetzen hilfst. Wenn ein sechs Monate altes Kind an den Armen hochgezogen wird, entstehen bei ihm in Rücken und Schultern Verspannungen, die sich im Sitzen nicht lösen. Wenn sich das Baby andrerseits selbst aufsetzt, bleibt der ganze Körper im Gleichgewicht, und es entstehen weder im Rücken noch sonstwo Verspannungen. Wenn ein Kind sich aufsetzen oder aufstehen will, unterstützen wir es am besten am Rumpf. Wir achten darauf, den lockeren Bewegungen des Kindes kein angestrengtes Bemühen aufzuzwingen.

Locker gehen

Selbsterkundung

Such dir einen Raum, der groß genug ist, damit
du dich frei in ihm bewegen kannst.
Du stellst dich hin und beginnst zu gehen. Achte
darauf, in welche Richtung sich deine Energie bewegt. Welcher Körperteil macht beim Gehen den
Anfang? Bleib stehen. Wenn du wieder losgehst,
achtest du darauf, welcher Körperteil die Bewegung beginnt, und in welche Richtung du dich
zuerst bewegst: Von einer Seite zur andern?
Rückwärts? Vorwärts?
Geh ein paar Minuten weiter, bleib ein paarmal
stehen und geh wieder los, bis du das Gefühl hast,
einiges über deine Art zu gehen entdeckt zu haben.

Einsetzen der Grundbewegung

Beginne aus dem Stand.
Während du deinen Kopf vorwärts nach oben und
fort vom Körper gehen läßt, während der Körper
nach oben folgt, verlagerst du dein Gewicht auf
den linken Fuß, beugst das rechte Knie, machst
mit dem rechten Fuß einen Schritt und gehst los.

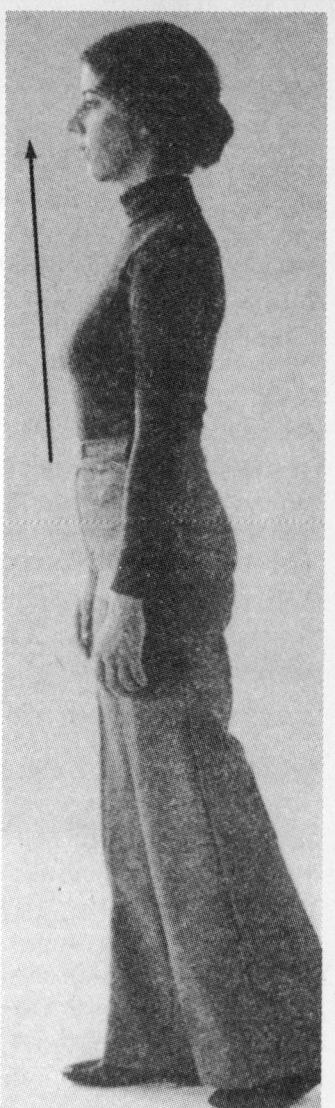

1, 2. Lockeres Gehen.

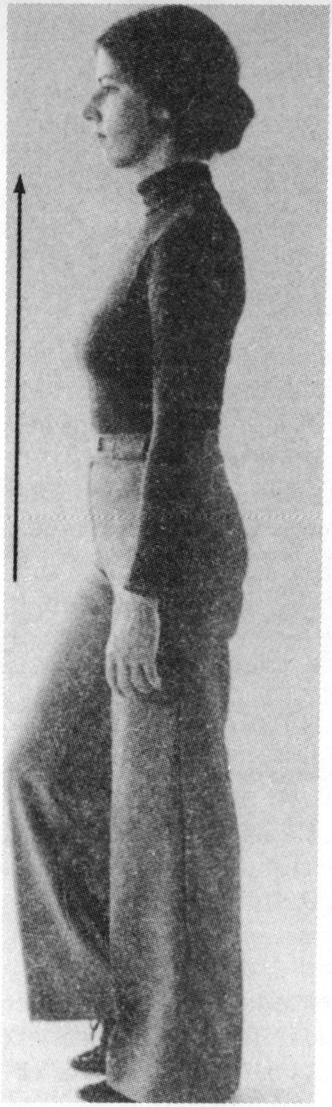

(Abb. 1, 2) *Im Gehen wird dich die Aufwärtsbewegung von Kopf und Rumpf vorwärts bewegen.* Du brauchst dich weder nach vorn zu beugen noch nach vorn zu fallen. Du wirst dich so als Einheit und nicht in Teilen bewegen, die untereinander keinen Zusammenhang haben, wie wenn sich zum Beispiel erst die Hüften, dann der Kopf und schließlich die Schultern bewegen, wobei jeder Schritt nach vorn eine Art ungeschicktes Niedersinken in den jeweiligen Fuß ist. (Abb. 3, 4) Bleib ein paarmal stehen und geh wieder weiter. Beim Losgehen hilft dir, wenn beide Füße nebeneinander sind und das Gewicht gleichmäßig verteilt ist. *Wenn du losgehst, achtest du jedesmal darauf, ob dein Kopf beim Gehen sich weiter locker vorwärts nach oben bewegt.* Das soll nicht heißen, daß die Aufwärtsbewegung des Kopfes und das Gehen zwei verschiedene Handlungen sind. Denk dran, daß Gehen und Aufwärtsbewegung gleichzeitig geschehen.

Anwendungen für den Alltag

Meine erste Erfahrung mit einem Gehen, das auf der Alexander-Technik basiert, kam mir neu und seltsam vor. Ich hatte das Gefühl, daß meine Füße den Boden nicht mehr erreichen könnten, daß ich meine Beine strecken mußte, um sie auf den Boden zu bekommen. Denn kaum begann ich unter Anwendung der Alexander-Technik zu gehen, entdeckte ich, daß ich bei jedem Schritt nicht mehr nach unten in die Hüften drückte, auf den

3. Unzusammenhängende Bewegungen.

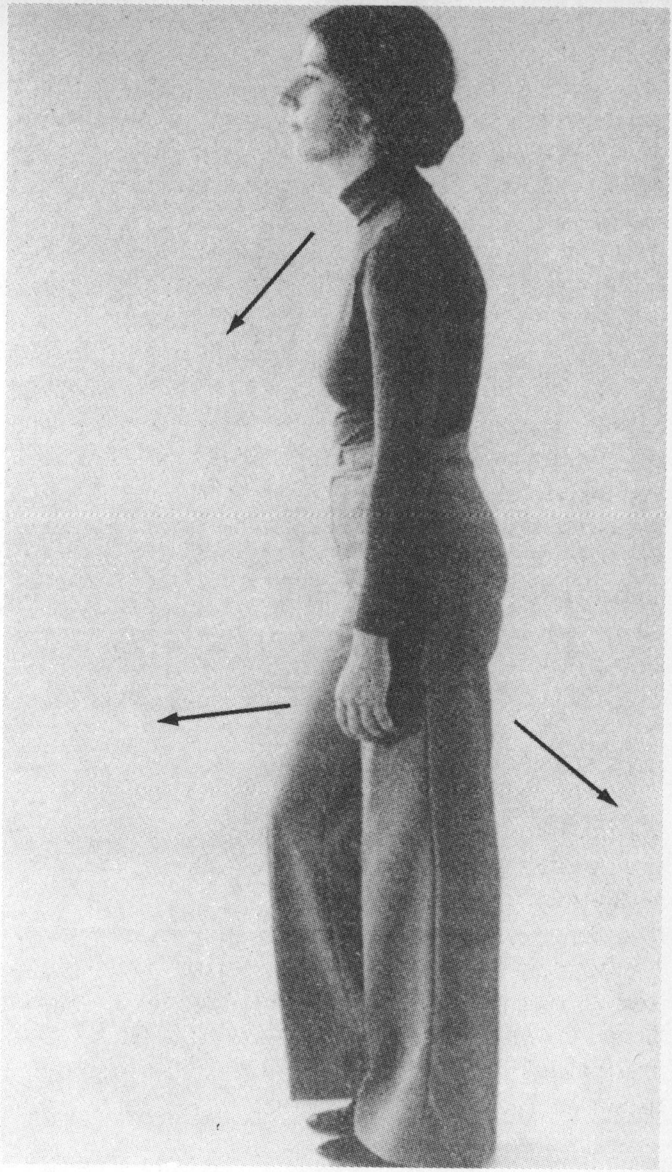

4

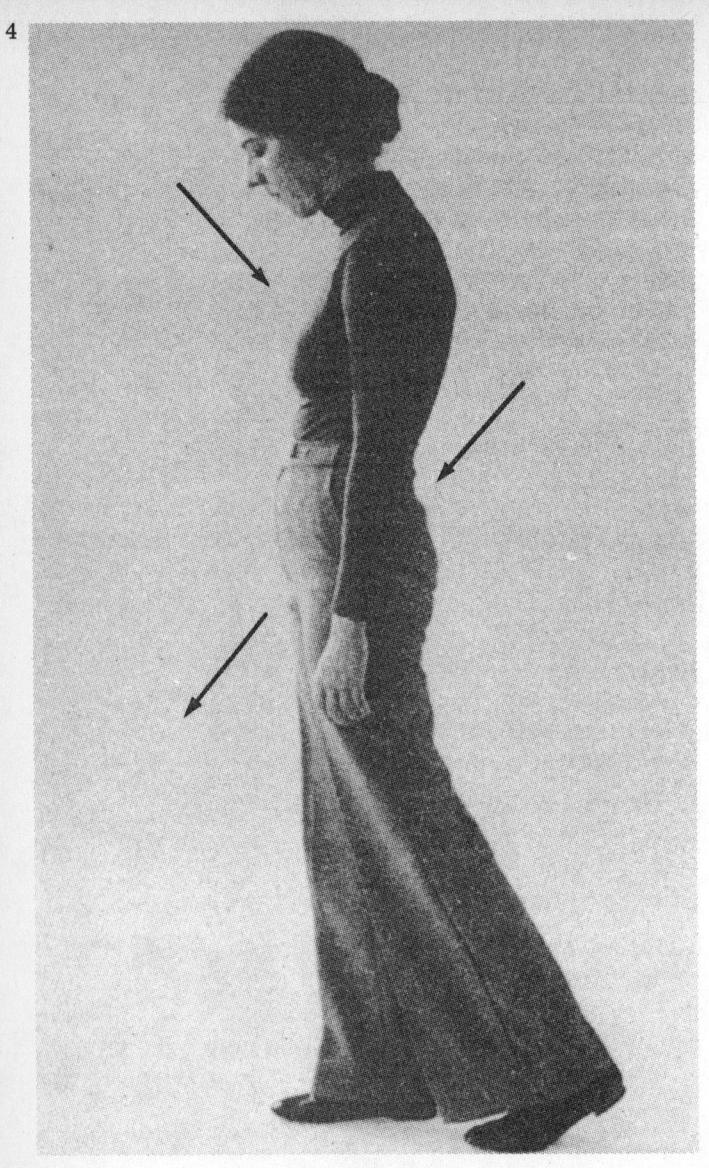

Boden zu. Statt dessen ließ ich meinen Körper in konstanter Entfernung über dem Boden dahingleiten, während ich weiter die Tätigkeit des Gehens erkundete. Ich entdeckte, daß meine alte Gewohnheit zum Teil darin bestanden hatte, die Hüften abzusenken und aus dem Gleichgewicht zu kommen, wenn ich mein Gewicht von einem Bein auf das andere verlagerte.

Um das bei dir selbst nachzuprüfen, gehst du durch den Raum, legst die Hände dort an die Hüften, wo die Oberschenkel beginnen. Du legst die Finger vorn hin und die Daumen oben an das Gesäß.

Achte darauf, ob sich die Hüften zu den Seiten oder auf und ab bewegen. (Beim Gehen kommt es natürlich zu einem winzigen, kaum spürbaren Wiegen der Hüften nach vorn und hinten – es sei denn, du verspannst dich und störst es.)

Joggen und Laufen

In jeder Geschwindigkeit besteht gern die Neigung, den Kopf nach hinten und unten zu ziehen. (Abb. 5) Ob du losstürmst oder langsam beschleunigst, vom Gehen ins Rennen übergehst, achte darauf, daß du den Kopf locker vorwärts nach oben bewegst und den Körper folgen läßt. Du wirst dich freuen, wie locker und leicht du dich fühlst. (Abb. 6)

Golf spielen

Beim Golf verleiht die aufgerichtete Haltung den Schultern und dem Rumpf Beweglichkeit und er-

4. Ungeschickt, die Hüften vor, Kopf gesenkt.

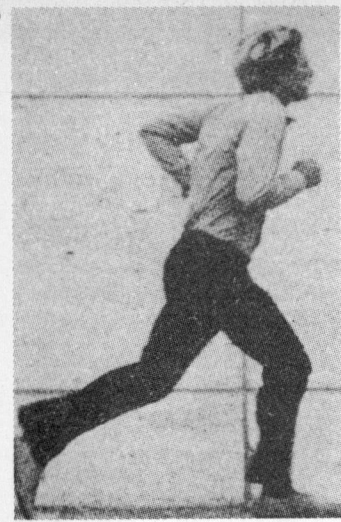 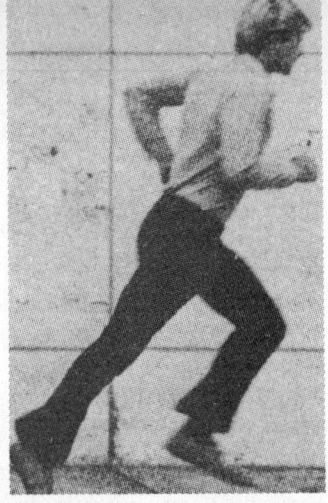

5. Nach unten gedrückt.   6. Locker nach oben.

möglicht dem Spieler die größte Kontrolle über den Schlag. (Abb. 7) Dieser wichtige Vorteil wird oft übersehen, weil der Spieler den Schlag vermeintlich kräftiger führen will. Er macht seinen Körper kompakt, zieht ihn zusammen und nach unten und bereitet sich auf den Schlag vor. (Abb. 8) Er fürchtet, sonst nicht richtig zum Schwung ausholen zu können.

Wenn der Ball weit fliegen soll, kommt es mehr auf die Geschwindigkeit des Schlägerkopfes und weniger auf die Kraft an, mit der er geschwungen wird. Der Golfspieler verbaut sich die eigenen Möglichkeiten, wenn er den Körper so zusammenzieht. Nur wenn er gewillt ist, den Kopf vorwärts nach oben gehen und den Körper folgen zu lassen, wobei sich die Schultern locker nach au-

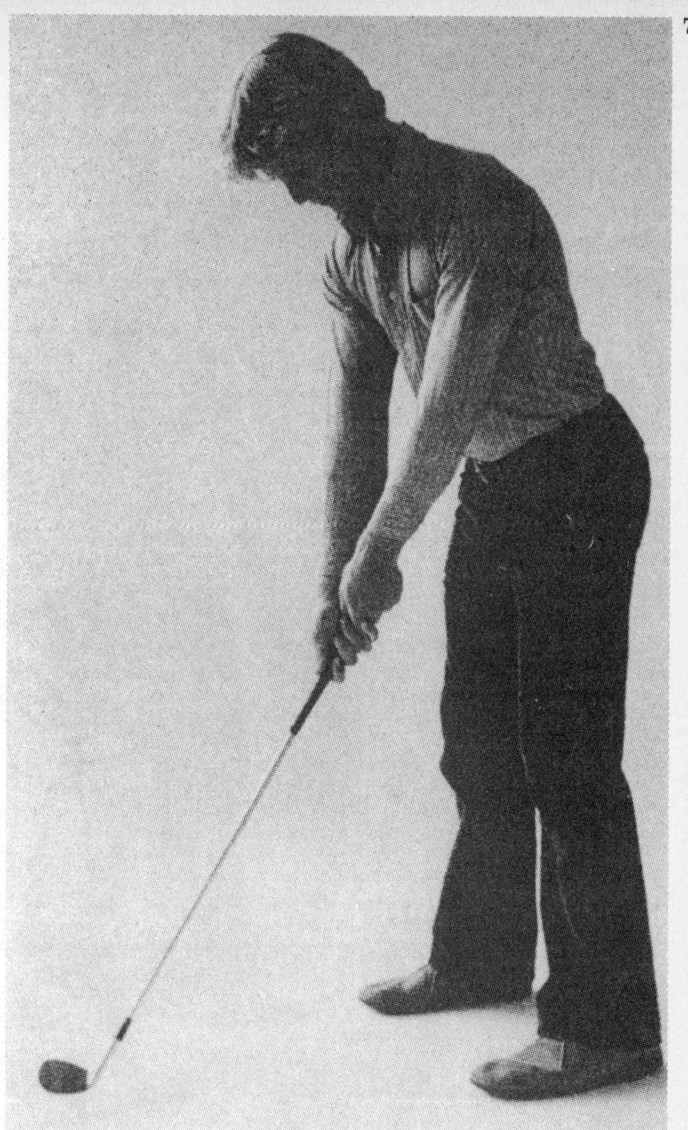

7. Nach oben und außen strecken.

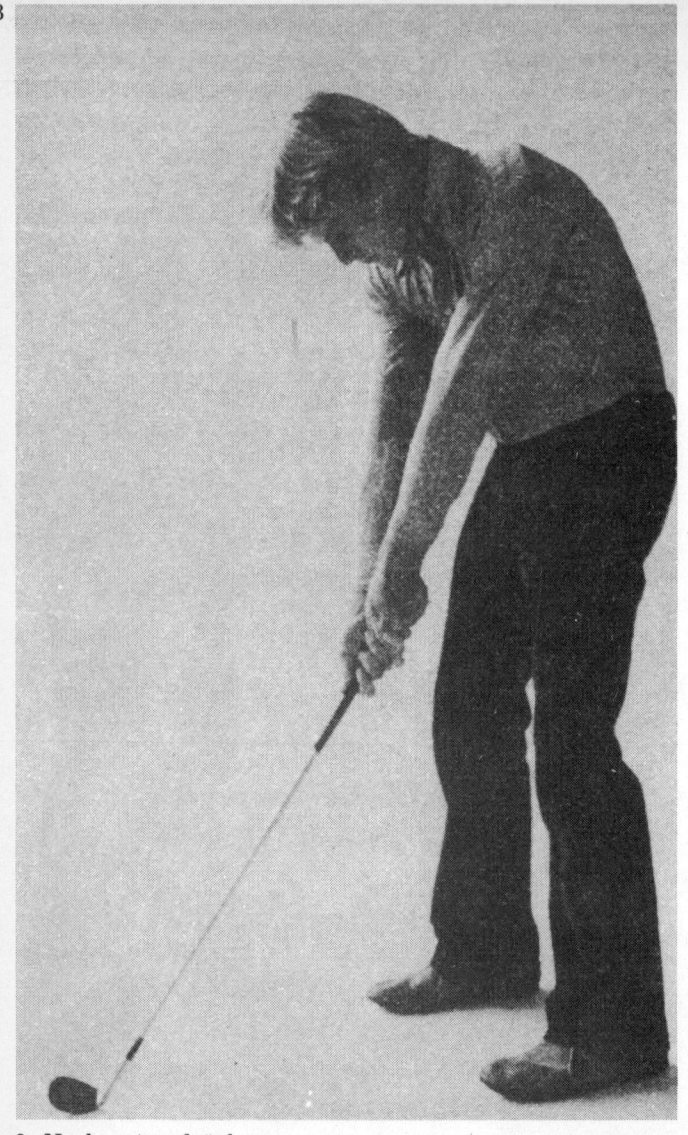

8. Nach unten drücken.

ßen bewegen, wird er in der aufrechten Haltung bleiben. Dann werden seine Arme die größtmögliche Beweglichkeit haben. Sein ganzer Körper wird für den Schlag eingesetzt, und so läßt er sich besser beherrschen und mit größerer Geschwindigkeit ausführen. Der Schlag ist dann eine einheitliche Bewegung.

Die Beine bewegen

Selbsterkundung

Stell dich neben eine stabile Oberfläche, die etwa in Hüfthöhe ist. Leg eine Hand leicht auf sie: Du kannst dich so während des Nachspürens im Gleichgewicht halten.

Heb das rechte Bein, bis der Schenkel parallel zum Boden ist. Achte darauf, wie gut du das Gleichgewicht auf einem Bein halten kannst. Senk das Bein jetzt wieder zum Boden ab.

Heb und senk das rechte Bein ein paarmal. Hängt der Unterschenkel ganz frei und locker vom Knie herab, oder ist er angespannt? Hebst du oder bewegst du unnötigerweise die rechte Hüfte? Wenn du das Bein senkst, läßt du es dann einfach los und locker fallen, oder streckst du den Fuß dem Boden entgegen und spannst die Beinmuskeln an?

Achte auch darauf, was Kopf und Körper dabei tun.

Einsetzen der Grundbewegung

Wenn du dich abstützen mußt, dann tu es. *Laß den Kopf vorwärts nach oben und fort vom Körper gehen, laß den Körper der Bewegung folgen.* Be-

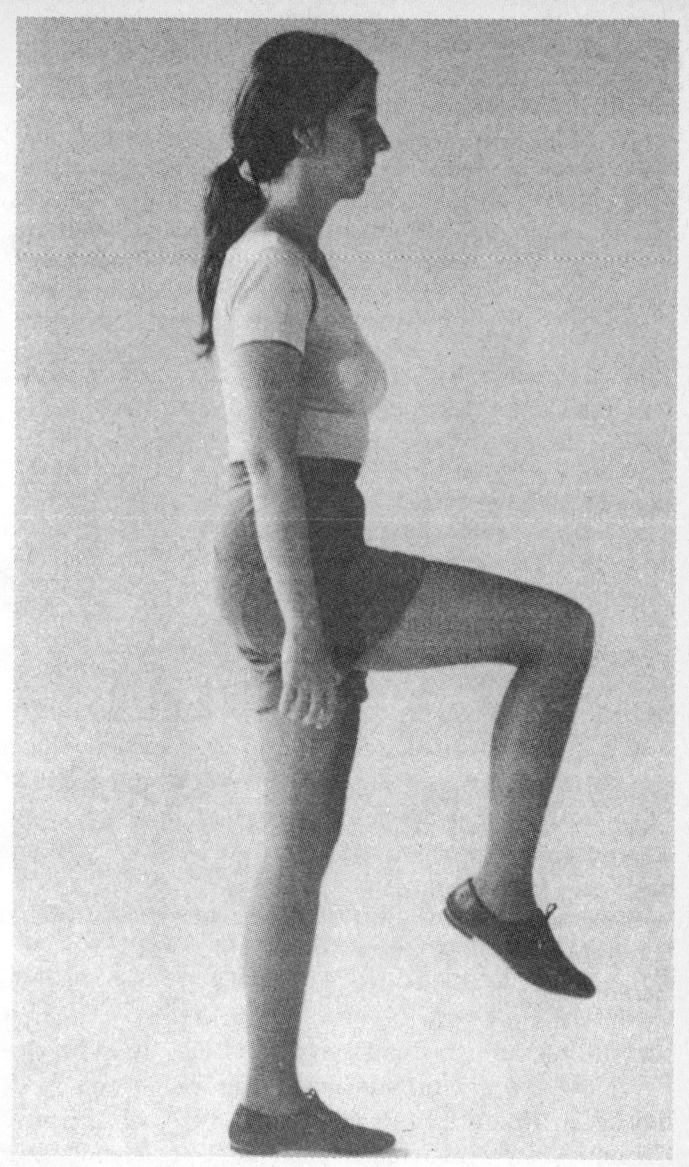

1. Das Bein heben.

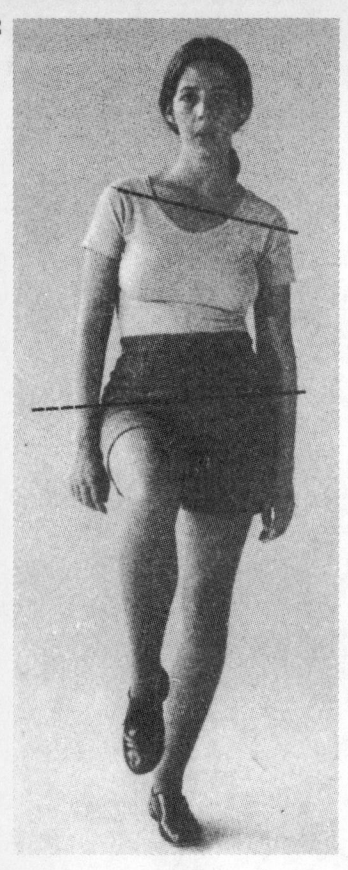
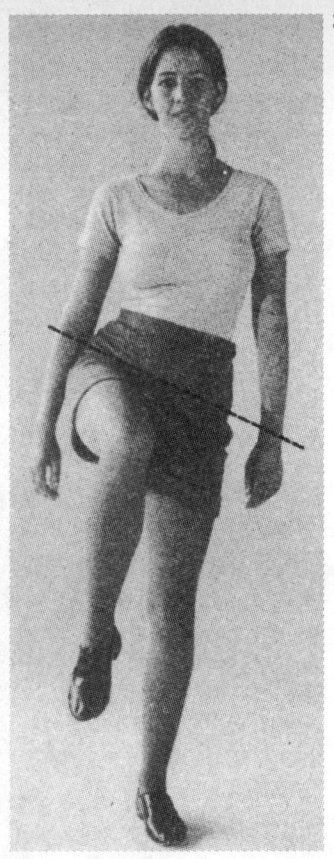

weg den Kopf und sieh dich im Raum um. Während dein Körper weiter nach oben geht, beugst du das rechte Knie und hebst das Bein, bis der Oberschenkel parallel zum Boden steht. (Abb. 1) Laß dich nicht in das Bein absinken, auf dem du stehst. (Abb. 2) Heb auch nicht die Hüfte des Beines, das hochgezogen ist. (Abb. 3) Stell dir eine Linie von einer Hüfte zur andern vor und halte sie parallel zum Boden (Abb. 4)

2. Nicht in die Hüfte einsinken.

3. Unnötiges Heben der Hüfte.

4. Die Linie von Hüfte zu Hüfte ist parallel zum Boden.

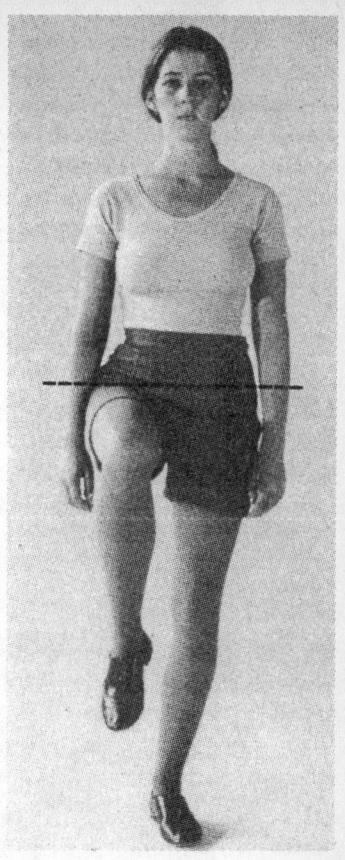

Laß den Unterschenkel des angehobenen Beins jetzt frei vor und zurück schwingen. Stoß ihn mit einer Hand an, daß er ins Schwingen kommt, setz dazu keine Beinmuskeln ein. Der Unterschenkel sollte so frei hängen, daß er bei einem leichten Stoß wie ein Pendel schwingt, dessen Bewegungen langsam kleiner werden und ausschwingen. Dann laß das Bein los und sanft zum Boden hinab. *Bevor du es belastest, sollte der Fuß den Boden erst mit der ganzen Sohle berühren.* Dann bewegst du Kopf und Körper nach oben, während du dein Gewicht auf das Bein verlagerst. Dann beugst du das andere Knie, hebst das andere Bein, während du Kopf und Körper weiter nach oben gehen läßt. Laß deinen Unterschenkel frei schwingen, dann laß es vom Hüftgelenk her los, bis der Fuß wieder den Boden berührt.

Wenn du das Heben des Beins das nächstemal wiederholst, läßt du den Fuß schräg vor dem Bein aufsetzen, auf dem du stehst. Dann verlagerst du das Gewicht von dem hinteren Fuß zum vorderen, bewegst dabei deinen Kopf fort vom oberen Ende der Wirbelsäule und läßt den Körper über dem Fuß der Bewegung nach oben folgen. Mit jedem Schritt hebst du das Bein weniger hoch, bis du schließlich ohne jede Anstrengung gehst. Wichtig ist dabei die Entdeckung, wie du zulassen kannst, daß dein Körper über deinen Beinen nach oben und vorn geht, statt von den Beinen wie eine schwere Last getragen zu werden.

Anwendungen für den Alltag

Treppen hinauf- und hinuntergehen

Viele Menschen, die die Alexander-Technik erlernen, stellen fest, daß sie beim Treppensteigen erkennen, mit wieviel weniger Kraft sie auskommen, wenn sie ihre Energie nach oben lenken.

Die meisten Menschen haben vorgefaßte Meinungen über beinahe alle körperlichen Tätigkeiten, die sie ausführen. Dazu gehören im allgemeinen auch irrige Ansichten über den Aufwand an Kraft, den eine Tätigkeit erfordert, oder wie ihre Körper vorgehen müssen, um sie gut auszuführen. Irrtümer entstehen, wenn jemand diese Meinungen und Ansichten nicht in Frage stellt, nicht experimentiert, nicht herauszubekommen versucht, wie etwas mit weniger Anstrengung zu tun ist. Schau dir deine Ansichten über das Treppensteigen an. Wieviel Kraft ist nötig, um die nächste Stufe zu nehmen? Typisch ist die Ansicht, daß man sich nach unten bewegen muß, um *hinauf* auf die nächste Stufe zu gelangen. Wenn jemand die Treppe hinaufsteigt, ist die Energie oft nach unten gerichtet. (Abb. 5) Das Problem liegt in der Gewichtsverlagerung, wenn der Fuß auf die nächste Stufe gesetzt worden ist. Die meisten Menschen legen ihr ganzes Gewicht auf den vorderen Fuß, bevor sie das Bein noch gestreckt haben, und

5
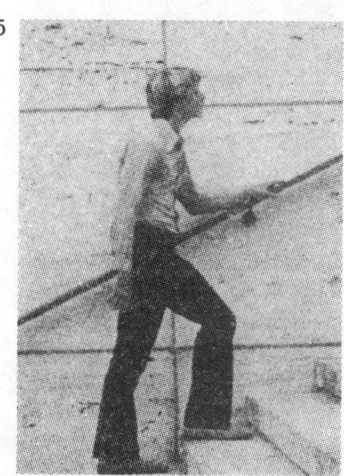
5. Nach unten gerichtet.

6
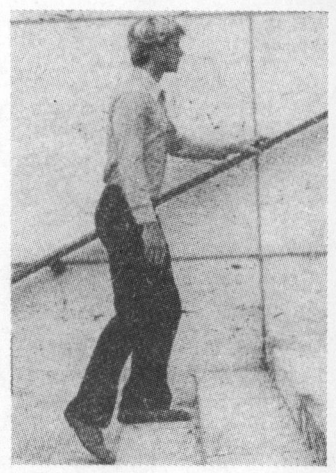
6. Nach oben gerichtet.

wenn sie es strecken, müssen sie viel Kraft aufwenden und sind schnell erschöpft. Wenn wir eine Treppe unter Anwendung der Alexander-Technik ersteigen, setzen wir den Fuß leicht auf die Stufe und strecken allmählich das Bein, während wir unserem Kopf nach vorn oben folgen, wodurch sich der Körper oben hält. (Abb. 6)

Das Hinabsteigen erfolgt meistens ebenso ungeschickt, und gewöhnlich nur deshalb, weil es nie bewußt angegangen wird. Wenn du dich über eine Treppe hinabbewegst, mußt du deinem Knie nur gestatten, sich nach vorn zu beugen, während du deinem Kopf nach oben folgst. (Abb. 7, 8) Du brauchst die Muskeln des Knies nicht ständig angespannt zu halten und sie wie eine Bremse zu benutzen. Du brauchst auch nicht von einem Fuß auf den anderen zu hüpfen. Das kostet dich mehr Kraft, weil du auch noch das

7 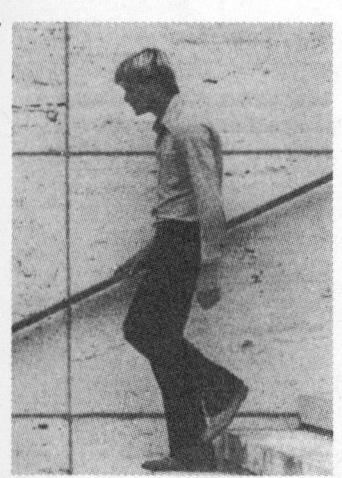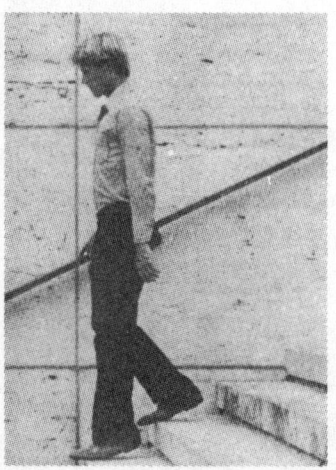 8

7. Nach unten gedrückt.   8. Locker nach oben.

Gleichgewicht halten mußt, um nicht die Kontrolle zu verlieren.

Wenn du eine Treppe hinauf- oder hinabgehst, laß deinen Kopf vorwärts nach oben sich bewegen und deinen Körper folgen. Du kannst dabei immer noch auf die Stufen blicken, um zu sehen, wohin du die Füße setzt. Laß den Blick nicht starr werden. Dieselben Grundsätze lassen sich auch beim Ersteigen eines Hangs anwenden.

Ferse und Zehen

Selbsterkundung

Setz dich auf einen Stuhl, laß die Füße mit etwa
zehn Zentimeter Zwischenraum auf dem Boden
ruhen. Heb sehr langsam eine Ferse vom Boden
und senk sie wieder ab. Mach es mit der anderen
ebenso. Fußballen und Zehen bleiben am Boden.
Achte darauf, ob die Bewegung glatt erfolgt. Vielleicht fällt dir auf, daß du den Knöchel so bewegst, als laufe er wie ein Wagenheber über eine
Sperrklinke, das heißt, er bewegt sich ruckhaft
auf und ab. Das läßt auf eine zu große Anspannung schließen. Du verspannst die Muskeln am
Knöchel.
Stell fest, ob du auf dem höchsten Punkt der Bewegung, wenn die Ferse so hoch wie möglich
steht, und am Ende der Bewegung, wenn der Fuß
flach den Boden berührt, das Knöchelgelenk versteifst.
Wenn sich deine Ferse hebt, wo liegt dann der
Druck im vorderen Teil des Fußes? Unter der großen Zehe, in der Mitte, an der Außenkante oder
gleichmäßig vorn, was das beste wäre? Mußt du,
wenn du die Ferse heben willst, Oberschenkel
oder Wade anspannen?
Versuch auch, langsam die Zehen vom Boden zu

heben, so daß nur die Ferse am Boden bleibt. Achte auch hier auf die Anzeichen von Lockerheit und Verspannung.

Einsetzen der Grundbewegung

Beginne mit den Füßen wie vorhin mindestens zehn Zentimeter auseinander, ein Fuß vorgesetzt, in möglichst bequemer Haltung. (Abb. 1) Setz dich bequem hin. *Wenn du jetzt deinen Kopf vorwärts nach oben, fort vom Körper gehen und deinen Körper folgen läßt,* beziehst du deine Beine in die Aufmerksamkeit mit ein. Stell dir vor, dein ganzes Bein wird länger, vom Hüftgelenk zum Knie, und auch zwischen Knöchel und Knie. Eine

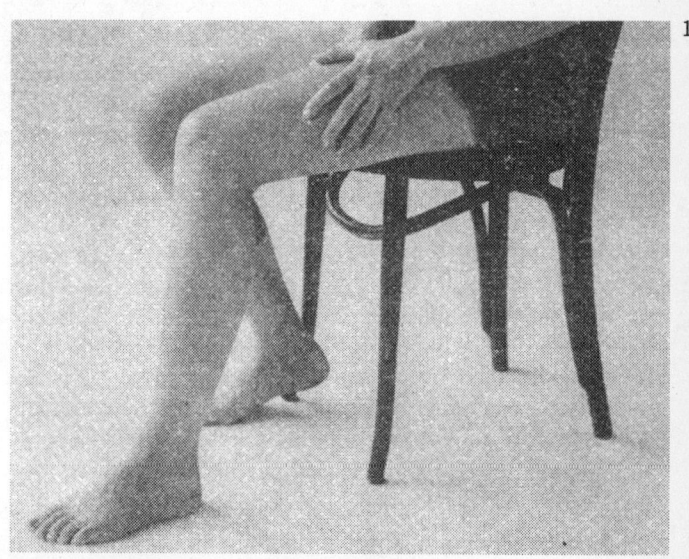

1

1. Fuß flach auf den Boden vorgesetzt.

125

Anspannung der Muskeln des Oberschenkels kannst du während des Anhebens der Ferse vermeiden, wenn du *das Bein weiterhin länger werden läßt.* Deine linke Ferse löst sich sehr langsam so weit wie möglich vom Boden. Der Fußballen bleibt am Boden, und du spreizt deine Zehen. (Abb. 2) Wenn du die Ferse sehr sanft zum Boden absenkst, läßt du deinen Knöchel locker und dein gebeugtes Bein immer noch länger werden. Das heißt nicht, daß du dein Bein strecken sollst. Du sollst nur zulassen, daß das Bein ohne jede Verspannung so lang sein kann, wie es ist. Versuche die beste Art herauszufinden, wie du die Ferse heben und senken kannst (die Art, bei der am wenigsten Spannungen auftreten).

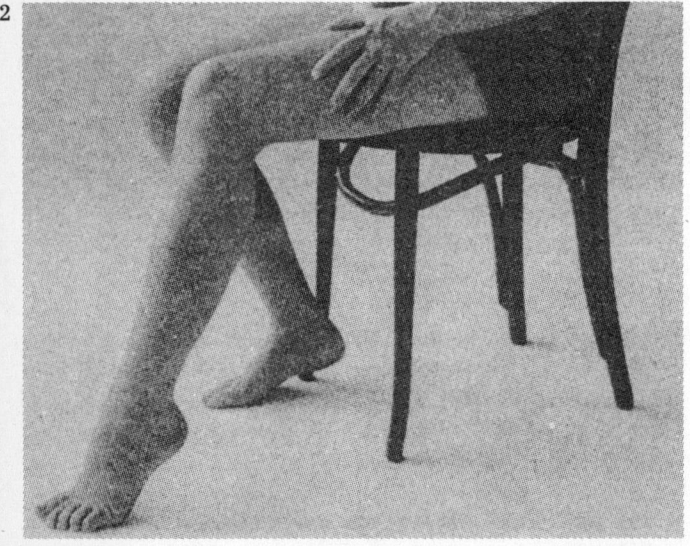

2. Die Ferse heben.

Schau jetzt, was geschieht, wenn du den Schritt wiederholst. Es gibt keine festen Regeln für ihn. Entweder fällt er dir leichter, bleibt gleich oder wirkt ermüdend. Doch zugleich klärt sich etwas: Dir wird bewußt, wie du den Knöchel bewegst. Wenn du verstehst, wie die Bewegung des Kopfes vorwärts nach oben und das Nachfolgenlassen des Körpers auf die Bewegung deines Knöchels und aller anderen Körperteile wirkt, wirst du anfangen, einen besseren Gebrauch von dir zu machen.

Wenn du dich nur auf deine Knöchel konzentrierst und den übrigen Körper vergißt, wird es dir schwerer fallen, sie locker zu bewegen. Bleib dir der Beziehung zwischen Kopf und Körper be-

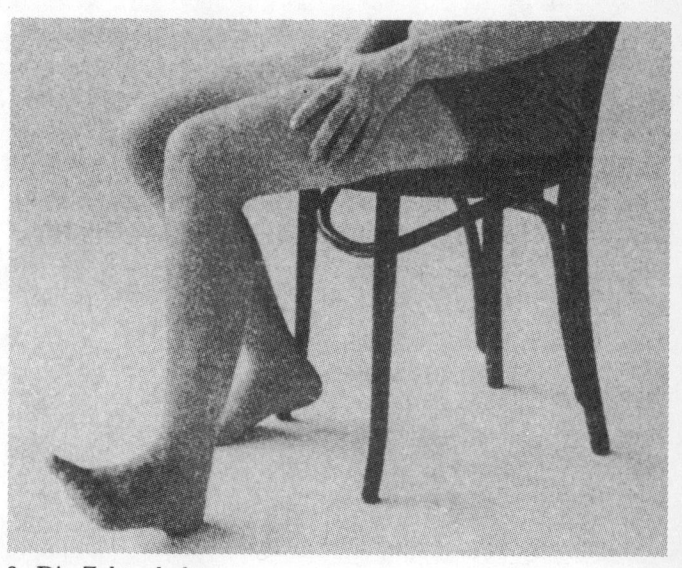

3

3. Die Zehen heben.

wußt und nimm die Bewegung deiner Knöchel mit in diese Aufmerksamkeit hinein. Die Bewegungen des Körpers können jetzt vom Scheitel bis in die Zehenspitzen ein zusammenhängendes Ganzes sein.

Heb jetzt die Zehen vom Boden hoch, bis nur noch die Ferse auf ihm ruht. Bieg die Zehen leicht vom Boden weg und laß den restlichen Fuß außer der Ferse nach oben folgen. (Abb. 3) Du beginnst und vollendest diese Bewegung zusammen mit dem Kopf, der locker vorwärts nach oben geht, worauf ihm der Körper folgt. Laß das Bein von der Ferse bis zur Hüfte lang werden. Du machst das weiter und läßt die Zehen zurück zum Boden sinken. Wiederhole es mit dem anderen Fuß. Dann steh auf und geh umher. Achte auf alle Veränderungen.

Anwendungen für den Alltag

Wenn du gut und leichtfüßig gehen willst, müssen die Knöchel locker sein. Du mußt aber nur in diesem Schritt auf sie achten. Im allgemeinen geben dir Kopf und Körper, die nach oben gerichtet sind, zusammen mit der neuen Ausrichtung der Beine und Füße nach unten eine umfassendere Freiheit der Bewegungen.

Die Knie beugen

Selbsterkundung

Stell dich hin, die Füße etwa eine Schulterbreite
auseinander (zwischen 20 und 45 Zentimeter). Die
Füße sollten parallel, aber doch bequem stehen.
Beuge beide Knie, bis sie oberhalb der großen
Zehen sind. Der Körper bleibt dabei senkrecht
zum Boden. Dann streckst du die Beine und
kehrst in die stehende Haltung zurück.
Achte darauf, ob du an den Hüften oder Beinen
irgendwo Druck spürst. Achte darauf, was du
gleichzeitig mit deinem Kopf und Rumpf machst.
Beugst du Hüften und Knöchel? Wiederhole die
Bewegung, bis dir klar ist, wie du die Knie beugst.

Einsetzen der Grundbewegung

*Laß zu, daß sich dein Kopf sanft vorwärts nach
oben bewegt, vom Körper fort, und laß deinen Körper folgen.* Nimm deine Beine in die lockere Aufwärtsbewegung hinein, so daß sie länger und
leichter werden. Gib die Muskeln um das Knie
herum frei, laß die Knie sich nach vorn bewegen.
(Abb. 1) Die meisten stellen sich dabei vor, daß
sich die Knie nach unten bewegen, was aber nur

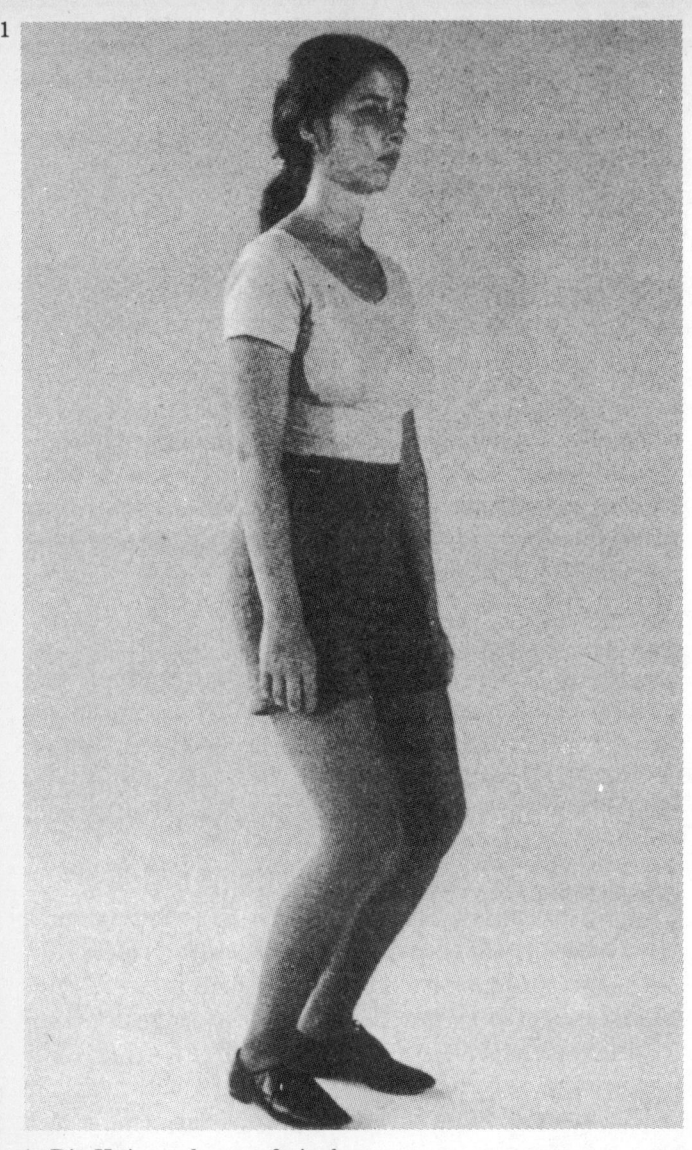

1. Die Knie nach vorn freigeben.

unnötigen Druck schafft. Achte vielmehr darauf, daß sich die Knie direkt über dem jeweiligen Fuß beugen. Wenn dir dieser Schritt gelingt, wirst du keinen Druck, keine Anstrengung in den Knien spüren.

Während sich die Knie beugen, folgst du mit deinem Körper weiter der Aufwärtsbewegung des Kopfes und achtest darauf, daß sich die Beine nicht anspannen. Die Knie beugen sich, und gleichzeitig werden die Beine länger. Vergewissere dich, daß du die Hüftgelenke freigibst, weil sich mit festen Hüften der Körper nur nach hinten neigt (Abb. 2), oder nach vorn, wenn du beim Beugen der Hüften mit unnötiger, übermäßiger Kraft

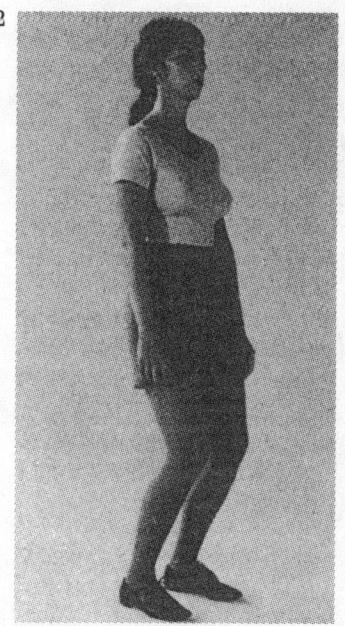 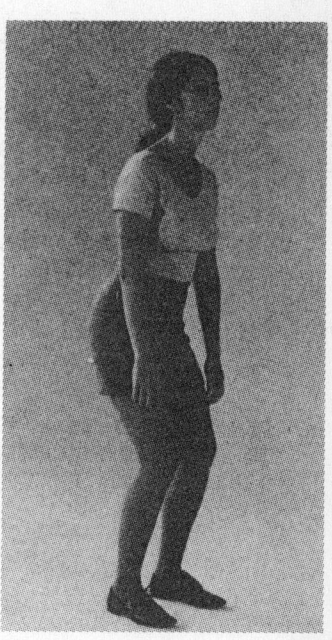

2. Nach hinten beugen nicht nötig.

3. Nach vorn neigen nicht nötig.

arbeitest. (Abb. 3) Der Rumpf bleibt senkrecht zum Boden. (Abb. 1) Stell einen Spiegel neben dich, um die Bewegung zu überprüfen.

Du drückst deinen Körper eigentlich nicht mit den Beinen wieder in die Höhe, sondern du läßt Kopf und Rumpf sich von den Beinen fort vorwärts nach oben bewegen und die Knie folgen.

Bleib in Verbindung mit deinem Körpergefühl, damit du merkst, ob du irgendwann deine Knie versteifst. Laß dich bei der neuen Art des Beugens nicht von alten Gewohnheiten stören.

Anwendungen für den Alltag

Das gleichzeitige Beugen beider Knie kommt bei der alltäglichen Arbeit eigentlich kaum vor. Es hat eher mit dem Hinsetzen und Aufstehen zu tun. Als Tänzer wirst du es in der abgewandelten Form des Plié kennen. Wenn sich Leute bücken, um etwas aufzuheben, und die Arbeit, wie es richtig ist, mit den Beinen und nicht mit dem Rücken ausführen, finden wir die Bewegung, wenn auch die Füße vielleicht anders stehen. Die größte Bedeutung dieses Schritts liegt darin, daß er Hüften und Knie frei macht, was die meisten Menschen wirklich brauchen. Die Art und Weise, wie wir gehen, hängt sehr stark von der Beweglichkeit der Beingelenke ab.

Das Beugen der Knie bewährt sich sehr bei allen Tätigkeiten im Stehen, bei denen du dich zur Arbeit hin bücken mußt. Beispiele sind Arbeiten am niedrigen Ladentisch, in der Schreinerwerkstätte, Abwaschen und Bügeln. Statt dich nach vorn zu

132

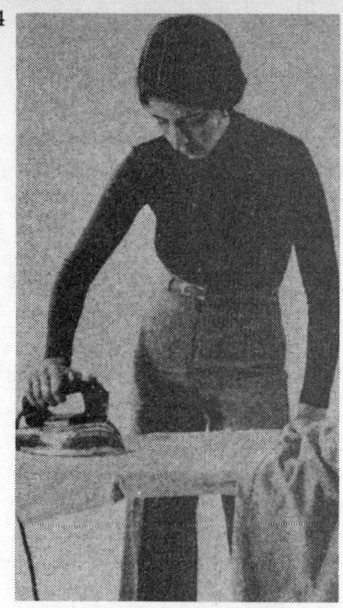

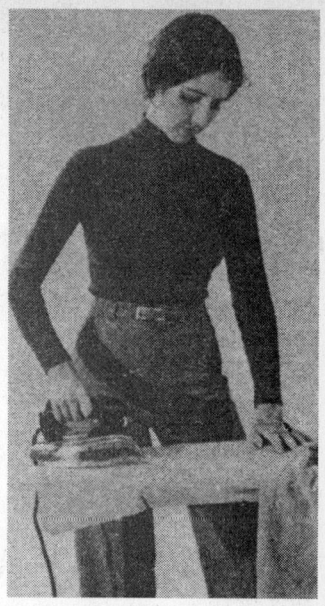

4. Nach unten gedrückt.

5. Locker nach oben bei gebeugten Knien.

bücken, den Rücken zu krümmen und die Schultern einzuziehen, bleibst du aufrecht und beugst die Knie, um an die Arbeitsfläche zu kommen. (Abb. 5)

Schritt 7

Aufstehen und Hinsetzen

Selbsterkundung

Im Schritt 1 hast du gelernt, dich nach vorn zu lehnen, ohne dich dabei nach vorn zu drücken. Steh jetzt vom Stuhl auf und achte darauf, was dein Körper tun muß, wenn er sich erheben will. Wenn du dich zum Aufstehen vorbeugst, brauchst du da mehr Kraft, als wenn du dich im Stuhl einfach vorlehnst? Eigentlich ist nicht mehr Kraft nötig.

Setz dich aus dem Stand jetzt wieder hin und achte darauf, was sich im Hinblick auf die Beziehung zwischen Kopf und Körper tut. Läßt du beim Hinsetzen den Kopf oder irgendeinen Teil des Körpers starr werden?

Wiederhole beides und achte auf alles, was sich beim Hinsetzen und Aufstehen tut.

Einsetzen der Grundbewegung

Beim Aufstehen.
Setz dich auf einen Stuhl von normaler Höhe. Beginn damit, daß du dir bewußt wirst, was du mit Kopf und Körper machst. Dreh den Kopf von einer Seite zur anderen und laß ihn vorwärts nach

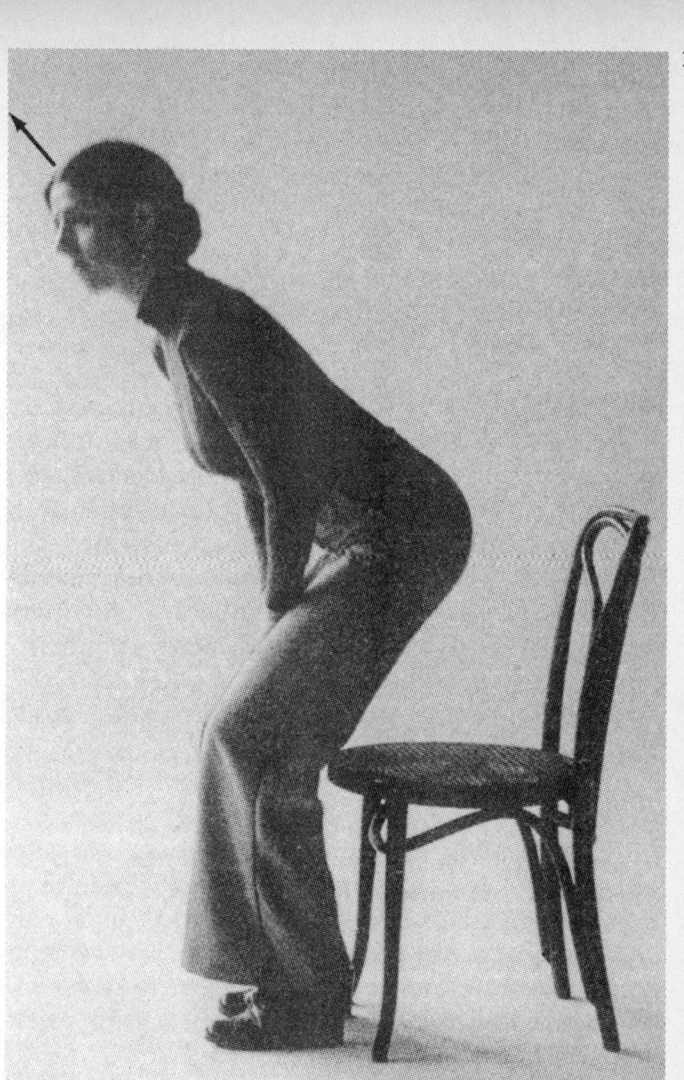

1. Dem Kopf nach oben folgen.

oben und fort vom Körper gehen. *Während dir die Aufwärtsbewegung bewußt wird, lehnst du dich nach vorn und folgst dem Kopf mit dem Körper.* Folge ihm weiter und lehn dich nach vorn, bis dein Gesäß vom Stuhl hochkommt. (Abb. 1) Beim Vorlehnen wird die Richtung »nach oben« schräg zum Stuhl, weist nicht mehr in Richtung Himmel. Sobald dein Gewicht auf den Füßen ruht, ist die Bewegung abgeschlossen.

Setz dich wieder auf den Stuhl und wiederhole die Bewegung ein paarmal. Achte darauf, was du tust, um auf die Beine zu kommen. Finde heraus, wie sich die Bewegung zusammenhängend und fließend machen läßt, mit dem geringsten Aufwand an Kraft. Viele Leute stellen fest, daß sie, kurz bevor sie den Stuhl verlassen, ein wenig Druck ausüben oder sich ein bißchen anspannen. Viele Leute sind zunächst der Ansicht, daß dieser winzige Druck nötig ist, bis sie merken, daß das gar nicht stimmt, wenn sie den Körper dem Kopf folgen lassen.

Wenn die Bewegung vom Sitzen bis zum Heben des Gesäßes ein wenig fließender geworden ist, bewegst du dich das nächstemal weiter bis zum Stehen. »Nach oben« ändert ständig seine Richtung zur Senkrechten, während du dich vorlehnst. Achte darauf, ob du weiter der Bewegung des Kopfes folgst oder ob du die Richtung veränderst und dich hochdrückst. (Abb. 2) Fang auch nicht an, dich auf die Beine zu schwingen. (Abb. 3) Beachte besonders: Wenn du aufstehst, mußt du in gewissem Maße auch mit den Muskeln der Oberschenkel arbeiten. Konzentriere dich aber nicht so sehr auf sie, sondern finde heraus, was du

2. Nicht nach unten drücken.

3. Nicht hochschwingen.

2

3

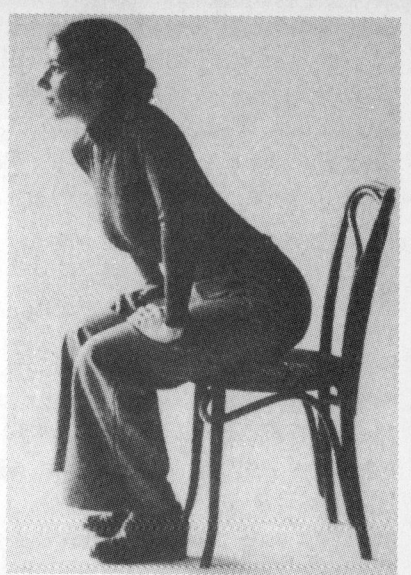

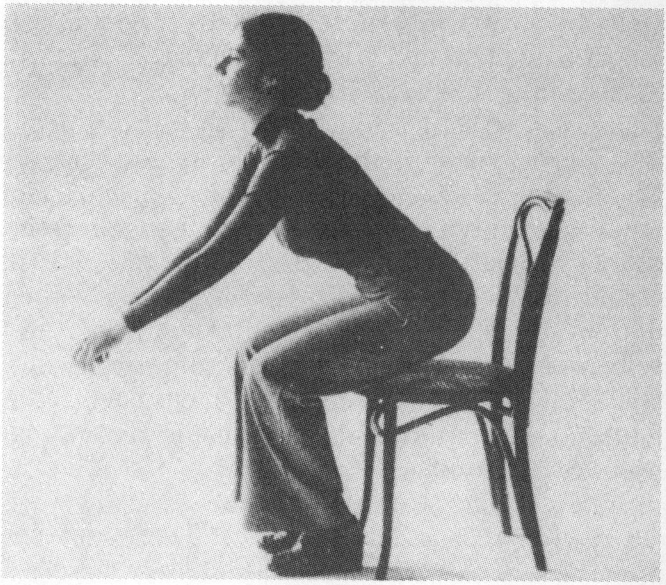

mit Kopf und Körper machen mußt, um die Beine so gut wie möglich zu gebrauchen.

Wenn du stehst, bewegt sich der Kopf weiter vorwärts nach oben, und der Körper folgt ihm. Es besteht kein Anlaß, mit der Bewegung nach oben aufzuhören und zusammenzusinken, sobald du stehst. (Abb. 4)

Beim Hinsetzen.

Wenn du dabei der Bewegung des Kopfes mit dem Körper folgst, bist du in der Lage, beim Niederlassen das Gleichgewicht zu bewahren. Beim *Nieder*lassen oder Hinsetzen ist die Vorstellung wichtig, daß du *weiterhin mit dem Körper dem Kopf nach oben folgst.* Wenn du beim Hinsetzen zuläßt, daß sich alle Gelenke beugen, und die Energie nach oben lenkst, um den Druck auf die Gelenke zu verringern, statt sie fest und starr zu machen, weil du nicht umfallen willst, so wirst du dich weniger anstrengen müssen.

Wenn du vor dem Stuhl stehst, bewegst du Kopf und Körper nach oben. Wenn du spürst, daß der Druck auf die Beine nachläßt, gibst du ihre Gelenke frei und läßt zu, daß sie sich beugen. Denk dran, daß sich auch die Hüften beugen wollen, wobei du dich nach vorn lehnst, wenn du dich dem Stuhl näherst. (Abb. 5) Sollte das verwirrend sein, stehst du noch einmal auf und merkst dir, wie weit du dich beim Aufstehen nach vorn lehnst. Das Hinsetzen ist die gleiche Bewegung, nur andersherum.

4. Im Stehen weiter locker nach oben.

138

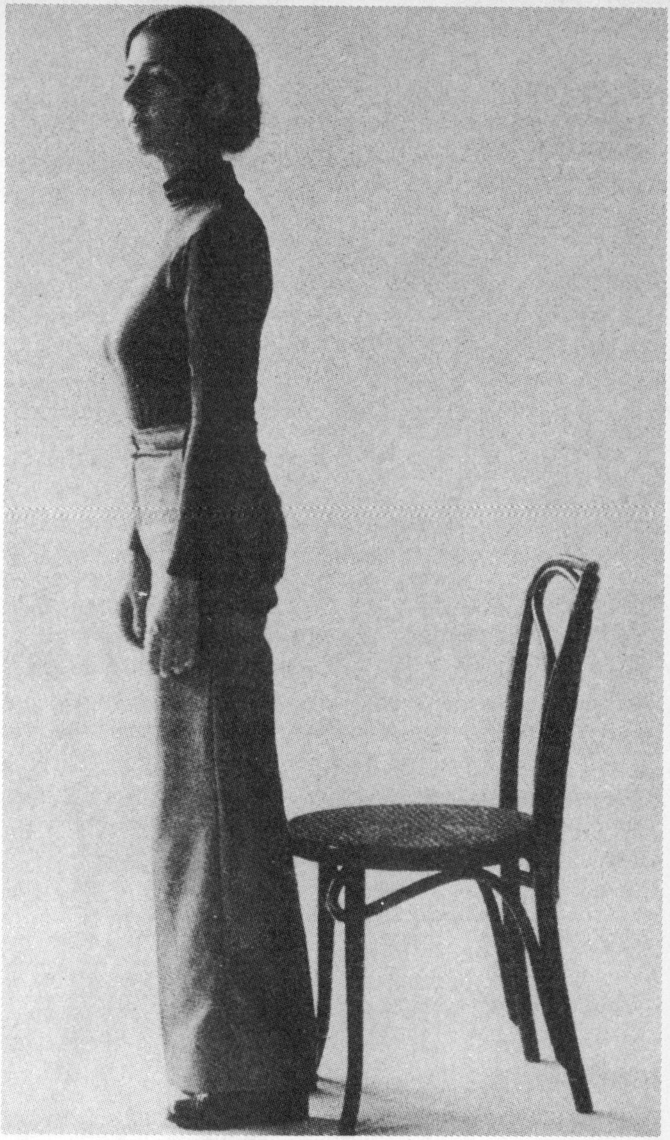

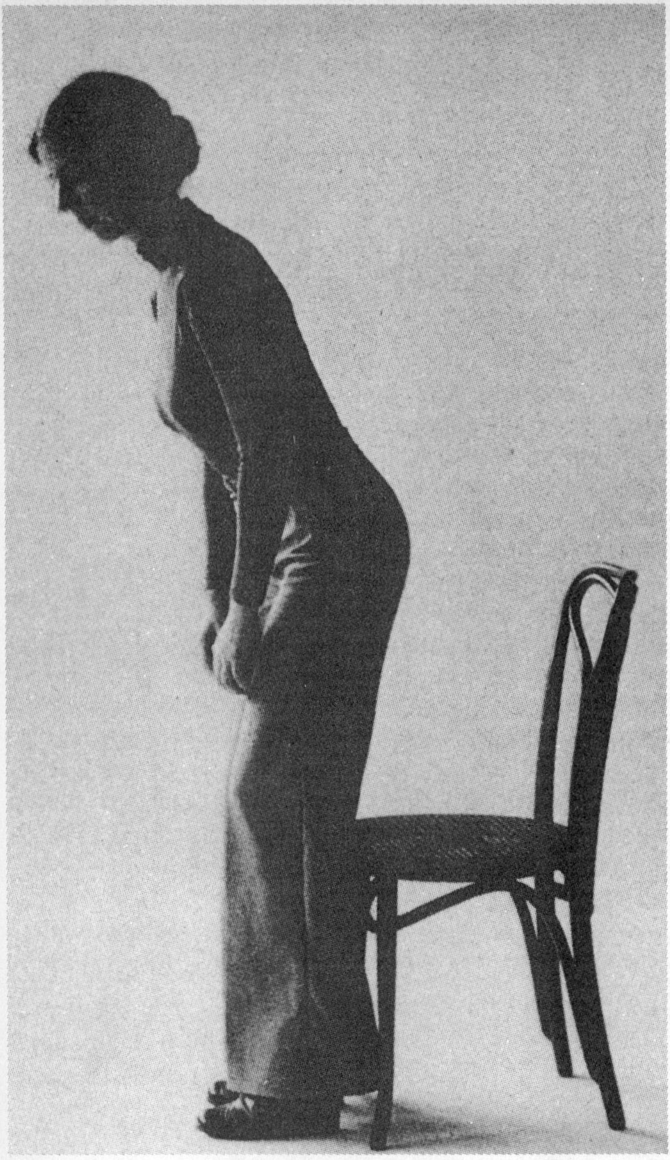

Anwendungen für den Alltag

Unter den Bewegungen, die wir immer wiederholen, gibt es eine, an der der ganze Körper beteiligt ist, nämlich die vom Stehen zum Sitzen und umgekehrt. Die meisten von uns führen die Bewegung mehrmals am Tag auf unzählige verschiedene Weisen und in allen möglichen Haltungen aus. Ganz gleich, wie wir sie ausführen, es handelt sich immer um dieselbe grundlegende Bewegung: Hüften, Knie und Knöchel werden gebeugt, dann lassen wir uns auf den Stuhl nieder. Beim Aufstehen werden die Gelenke gestreckt und das Gewicht auf die Füße verlagert. In dieser Bewegung kannst du die Koordination des ganzen Körpers am besten erkunden.

Die meisten Menschen lassen sich auf einen Stuhl plumpsen und stemmen sich dann wieder hoch. Wie oft hast du schon gesehen, daß Leute beim Aufstehen ihre Knie mit den Händen nach unten drücken, wo sie sich doch eigentlich mit Hilfe der Beine aufrichten müßten? (Abb. 2) Ohne zu überlegen, teilen viele Leute die Bewegung des Aufstehens in einzelne Stufen auf: Vorlehnen, nach unten drücken, hochschießen. Sie durchlaufen eine Folge von Bewegungen, die an einen Schaltvorgang in einem alten Lastwagen erinnert. Wenn du aber lernst, mit deinem Körper der Bewegung des Kopfes zu folgen, kannst du die ruckhaften Richtungsänderungen vermeiden und mit einer fließenden Bewegung aufstehen. Du wirst beweglich bleiben, kannst den Kopf drehen und wen-

5. Beim Hinsetzen die Gelenke beugen.

den, kannst die Arme strecken oder dir sonst eine
Variation der Bewegung des Aufstehens vornehmen. Und du mußt keine besonderen Kraftan-
strengungen unternehmen, brauchst die Muskeln
nicht mit Gewalt anzuspannen.

Ein kurzes, tägliches Programm

Zeit zum Ausruhen

Die Experimente, die du bis jetzt gemacht hast, sollten dir beibringen, wie du dich bewußt prüfen kannst. Die Hauptsache ist, dir zu zeigen, wie du in *jeder* Bewegung Kopf und Körper locker *nach oben* gehen lassen kannst.

Du kannst jeden Tag etwas ganz Bestimmtes tun, um diesen Prozeß des Längerwerdens in der Bewegung zu unterstützen. Beginn damit, dir einen bequemen, relativ ruhigen Platz zu suchen, den du regelmäßig benutzen kannst. Nimm dir vor, bei dieser Übung immer denselben Platz zu benutzen. Leg dich hin, die Füße flach auf dem Bo-

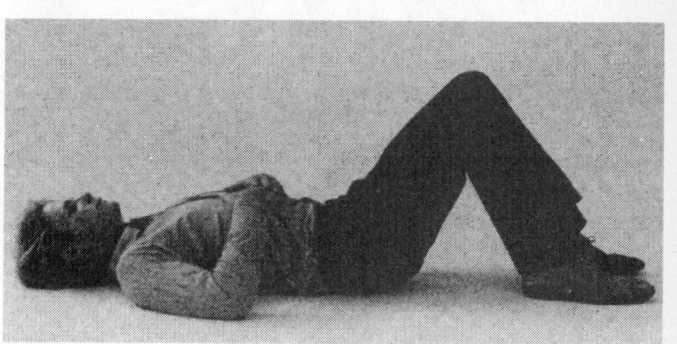

1

1. Leg dich hin.

143

den, die Knie angewinkelt. Die Füße sollten am besten etwa eine Schulterbreite auseinander sein, die Knie im Gleichgewicht in einer Linie mit den Füßen. (Abb. 1) Vermutlich werden deine Knie nach innen oder nach außen fallen wollen, wobei es besser ist, wenn sie eher nach innen als nach außen sinken. Wenn du die Füße etwas weiter auseinander setzt, sinken die Knie eher nach innen.

Laß die Füße parallel auf dem Boden ruhen, ungefähr zwei Fußlängen vor dem Gesäß. Wenn in dieser Stellung etwas zu sehr drückt, kannst du es mit kleinen Änderungen in der Haltung versuchen. Mach es dir bequem auf dem Rücken, die Füße auf dem Boden. Wenn du lernst, die Energie nach oben zu lenken und dich freier zu bewegen, wirst du dich auch besser auf diese Weise hinlegen können. Die Augen bleiben offen.

Die Arme ruhen locker seitlich auf dem Boden. Du kannst sie auch anwinkeln, so daß die Hände bequem auf dem Bauch liegen. Du kannst ein flaches Kissen unter den Kopf legen. Bleib einfach zwei bis fünf Minuten liegen. (Wenn du dich sehr verspannt fühlst, brauchst du vielleicht bis zu zwanzig Minuten.) Sieh dir im Liegen in Gedanken den Zustand deines Körpers an. Schreib danach auf, was dir jedesmal auffällt, so daß du den Grad deiner Bewußtheit von Woche zu Woche vergleichen kannst. Zum Beispiel:

Druck hinten an den Hüften
Kitzeln im rechten Knie
Schmerzen links oben im Rücken
Ein bestimmtes Gefühl links am Hals

Der Boden ist kalt an meinem Rücken
Mein Atem bewegt den Bauch
Mein Kreuz berührt den Boden nicht
Werde am Anfang etwas ärgerlich
Kalte Finger
Gegen Ende ruhiger, wärmer

Wahrscheinlich wirst du von Tag zu Tag dieselben Dinge feststellen; schreib sie aber jedesmal auf. Es kann auch sein, daß du dich gut an sie erinnerst, dann brauchst du dir keine Notizen zu machen und kannst dich auf dein Gedächtnis stützen. Wichtig ist hier, daß du begonnen hast, jeden Tag deinen Körper zu pflegen, dich für eine wenn auch kurze Zeit um ihn zu kümmern. Wenn du in deinen Überzeugungen eine Änderung herbeigeführt hast und nicht mehr denkst, »Ich habe zu viele wichtige Sachen zu erledigen, bin für so vieles verantwortlich, daß ich keine Zeit für mich selbst habe«, sondern weißt, »die Zeit, die ich für mich aufbringe, ist so wichtig wie alles andere«, dann hast du die Möglichkeit, alles, was du tust, zu verfeinern.

Wenn du dich ein paar Minuten ganz aufmerksam ausgeruht hast, läßt du den Kopf sich vom Körper fort bewegen, den Körper vom Gesäß bis zu den Schultern länger werden. Laß die Schultern sich weiten und öffnen. Du brauchst diese Veränderung des Körpers nicht herbeizuzwingen. Wenn sich dein Körper länger macht, stellst du aber vielleicht fest, daß sich wegen der Reibung am Boden irgendwie nichts bewegt. Wenn das der Fall ist, können die folgenden Bewegungen es dem Körper ermöglichen, doch noch länger zu werden.

1. Der Hinterkopf bleibt ständig in Kontakt mit dem Boden, und du bewegst den Kopf ein paarmal wie beim Nicken, bringst das Kinn zur Brust, bewegst es wieder zurück. Während des Nickens bewegt sich dein Kopf *sacht* weiter vom Körper fort. Nach dem Nicken läßt du den Kopf in einer Stellung zur Ruhe kommen, in der dir der Hals vorn wie im Nacken länger erscheint.
2. Heb deine rechte Schulter in Richtung Zimmerdecke. Wenn du sie zurück zum Boden sinken läßt, bewegst du sie ein wenig nach außen. Auch die Schulter wird sich vorn wie hinten ein bißchen länger anfühlen. Mach es mit der linken Schulter ebenso.
3. Laß die Füße fest auf dem Boden und heb deine Hüften an. Du hebst sie, bis sich die Mitte des Rückens vom Boden gelöst hat. Dann läßt du von der Mitte des Rückens aus den Körper langsam sinken, bis deine Hüften wieder auf dem Boden aufliegen. (Abb. 2)

Da du jetzt nicht mehr das Gefühl hast, am Boden festzukleben, kannst du im Liegen mit einigen Bewegungen experimentieren.

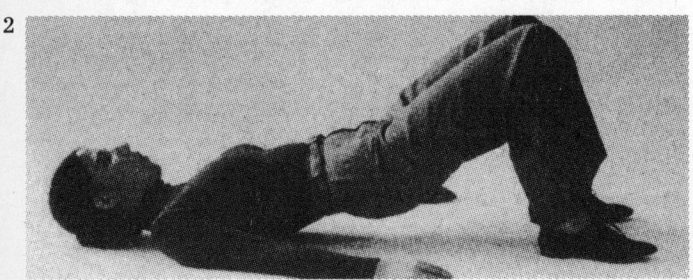

2. Laß die Hüften hochkommen.

Kopfkreisen

Schau, ob du den Kopf mühelos von einer Seite zur anderen rollen kannst. Beobachte, ob sich bei dieser kreisenden Bewegung irgendwelche Teile des Körpers anspannen oder bewegen. Wenn du den Kopf bewegst, läßt du ihn gleichzeitig locker vom Körper fort gehen, und wenn dadurch dein Hals länger wird, rollst du den Kopf von einer Seite zur anderen. Achte darauf, daß du den Druck, mit dem der Kopf auf dem Boden aufliegt, nicht verstärkst. Suche ihn so zu bewegen, daß der Körper weder zuckt noch sich anspannt. Das Loslassen, das Lösen der Anspannung, bewegt den Kopf. Roll ihn ein paarmal von einer Seite zur anderen.

Experimentiere weiter mit den Kopfbewegungen, roll ihn von einer Seite zur anderen. Versuch es mit raschen Bewegungen, ohne dabei irgend etwas zu verspannen. Bei jeder Bewegung läßt du deinen Kopf locker vorwärts nach oben gehen und den Körper folgen. Wenn du die Bewegung beginnst, braucht sich nichts in deinem Körper zu verspannen.

Armbewegungen

Heb die Arme nacheinander und beginn die Bewegung, indem du den Kopf locker vorwärts nach oben gehen läßt. Laß die Arme bis in die Fingerspitzen sacht lang werden. Laß auch die Schultern weiter vom Körper fort nach außen gehen. Laß als erstes deine Hand vom Boden hochschweben, indem du das Handgelenk beugst. (Abb. 3) Laß darauf den Unterarm hochschweben und der Hand folgen, wobei du den Ellbogen beugst. (Abb. 4) Dann kann der Oberarm sich dem Aufschweben anschließen, bis der gesamte Arm über dem Körper ist. (Abb. 5) Streck den Arm gerade. Bieg ihn und wölb ihn, wie du möchtest. Alle Bewegungen können mühelos ablaufen.

Laß den anderen Arm ebenso hochsteigen. Achte darauf, den Arm ohne einen Ruck, ohne jede Verfestigung der Gelenke zu bewegen. Achte darauf, was du mit Kopf und Körper machst, während du den Arm bewegst. Schau, ob du den Kopf fester gegen den Boden drückst oder ihn leicht anhebst, wenn du den Arm bewegst.

Dann bewege *beide* Arme langsam und sacht in jede Richtung. Schau, was geschieht, wenn du sie rasch und jäh bewegst. Laß dir die Freiheit, die du in Kopf, Körper und Armen geschaffen hast, von nichts stören.

Wenn du die Arme dann zum Boden zurückkehren läßt, darf als erstes der Oberarm hinabsinken. Wenn du ihn sanft sinken läßt, machst du ihn zum Ellbogen hin lang. Du brauchst ihn dabei nicht vom Körper wegzudrücken. Dann läßt du den Unterarm folgen und schließlich die Hand, alles in lockeren Bewegungen.

Beinbewegungen

Als nächstes hebst du abwechselnd die Beine. Lenk die Energie durch dein gebeugtes Knie nach oben zur Decke. Laß dabei deinen Kopf vom Kör-

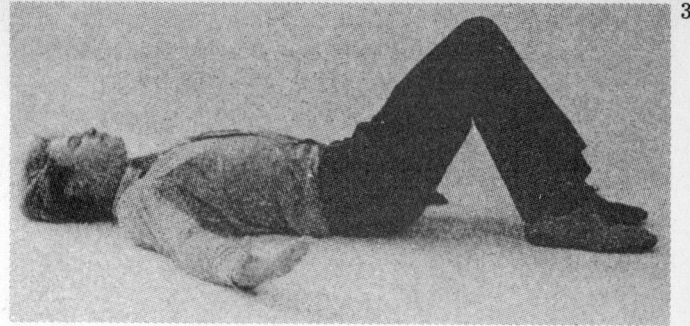

3. Beweg erst die Hand.

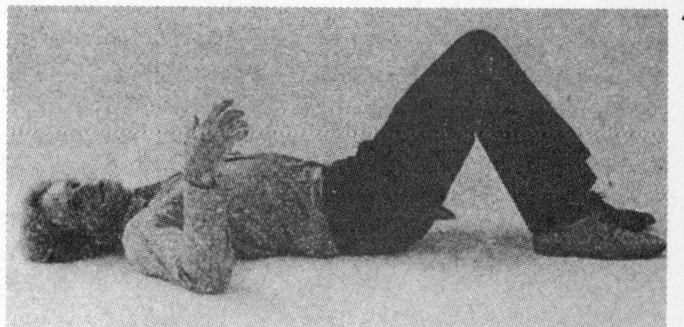

4. Dann bewegt sich der Unterarm.

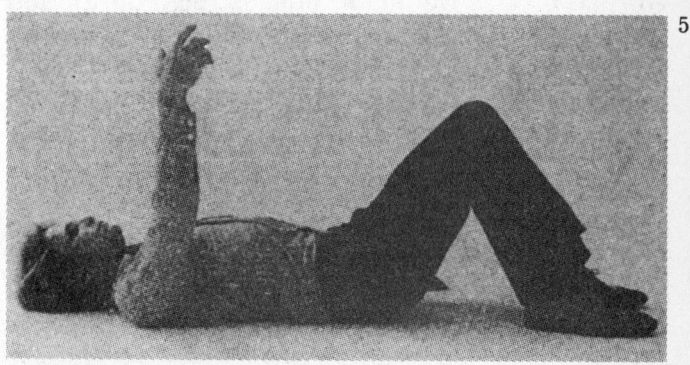

5. Beweg den ganzen Arm.

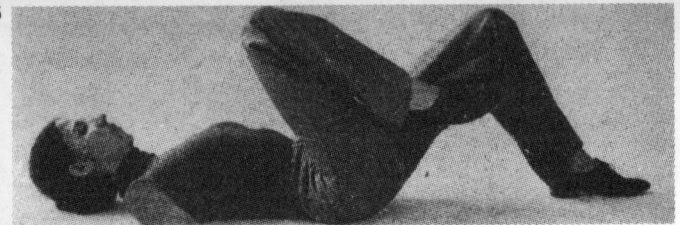

6. Führ das Bein in Richtung Brust.

per fort gehen und den Rumpf folgen. Heb einen Fuß vom Boden und bring dein Bein in Richtung Brust. (Abb. 6) Dein Knie wird einen flachen Bogen beschreiben. Setz den Fuß wieder auf den Boden. Mach das ein paarmal mit jedem Bein und achte darauf, wo du dich verspannst. Beobachte, ob du während der Beinbewegung den Kopf starr machst oder nicht. Kehre immer in die Stellung mit den gebeugten Knien zurück.

Heb jetzt wieder den linken Fuß und führ das Bein in Richtung Brust. Wenn sich dein Bein dann von der Brust fort bewegt, läßt du den linken Fuß den Boden entlangrutschen, fort vom Körper, bis das Bein ganz ausgestreckt am Boden liegt. (Abb. 7) Laß das rechte Bein sich ebenso ausstrecken.

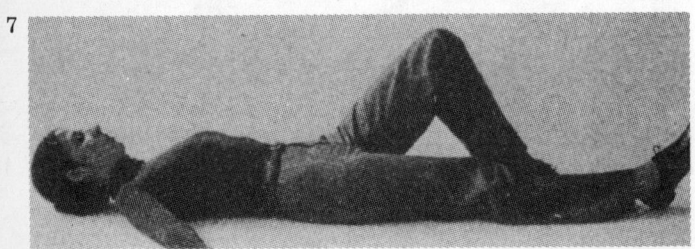

7. Das Bein ist ausgestreckt.

Du sollst dabei lernen, die Beine zu bewegen, ohne Bauch, Rücken und den restlichen Körper auch nur im geringsten zu verspannen. Zieh die Knie nacheinander wieder hoch und stell dir vor, die Beine werden nach außen hin durch die Knie länger. Laß zu, daß Kopf, Hals und Rumpf locker bleiben.

Zur Seite rollen

Laß die Knie langsam und mühelos auf eine Seite fallen. Du beginnst zunächst damit, daß du den Kopf zur selben Seite hin rollen läßt. (Abb. 8) Während sich dein Kopf weiterbewegt, läßt du die Knie zum Boden kommen, wodurch sich auch der Körper dreht, bis du auf der Seite liegst. (Abb. 9) Dann rollst du auf den Rücken, indem du zuerst den Kopf bewegst und den ganzen Körper folgen läßt. Roll dich auf die gleiche Weise zur anderen Seite. Achte darauf, daß Kopf und Hals immer frei sind.

Aufsetzen

Wenn du dich aus dem Liegen aufsetzen willst, rollst du dich zur Seite. Laß den Kopf sich vom Körper wegbewegen und den Körper folgen. Stell den Arm, der näher zur Zimmerdecke liegt, vor die Brust und drück dich vom Boden hoch. (Abb. 9) Du sitzt jetzt. Beim Aufsetzen ist wichtig, daß du den Kopf in der Bewegung weitergehen läßt und ihn nicht festhältst. Vom Sitzen kommst du

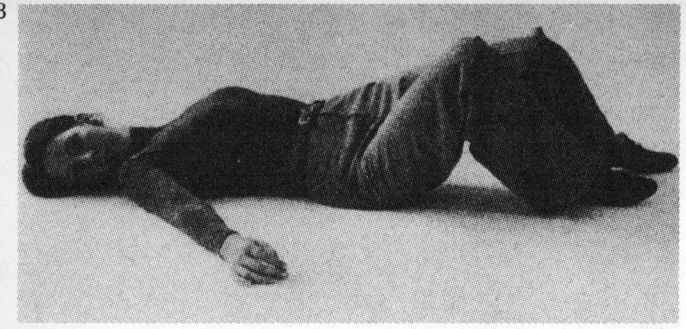

8. Laß den Kopf zur Seite rollen.

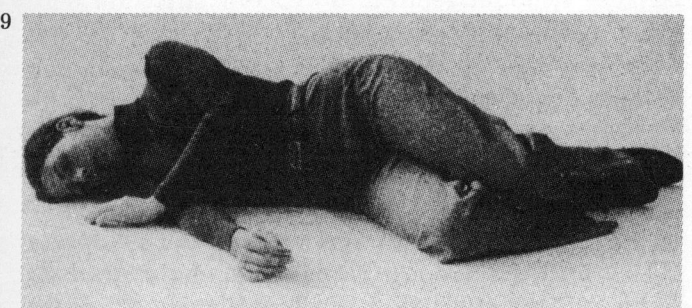

9. Die Knie rollen zum Boden.

leicht in den Stand, wenn du dem Kopf mit dem Körper folgst.

Denk dran, daß beim Aufstehen der Kopf nicht unbedingt der höchste Punkt des Körpers zu sein braucht. Wenn du dich beim Hochkommen nach vorn beugen willst, laß den Kopf von der Wirbelsäule aus nach außen gehen und den Körper folgen. Richte dich dann mit derselben Bewegung auf.

Erquickender Schlaf

Gelegentlich sind wir nach dem Schlafen nicht richtig ausgeruht, weil wir während des Schlafs aus Gewohnheit verspannt bleiben. Am besten schlafen wir auf dem Rücken, es sei denn, wir haben Probleme mit dem Körper, die diese Stellung nicht zulassen. Ein gutes, weiches Kissen, das sich dem Kopf anschmiegt, oder gar keins, ist besser als ein hartes oder federndes, elastisches.

Wenn du dich hinlegst, nimm die Ruhestellung ein, die vorher beschrieben wurde. (Abb. 1, S. 143) Streck dann die Beine aus, lagere dich auf die Matratze, während du den Kopf sich wegbewegen und den Körper folgen läßt.

Wenn du nur auf der Seite schlafen kannst, läßt sich diese Stellung durch ein paar Änderungen vorteilhafter gestalten. Stopf dir das Kissen so unter die Seite des Kopfes, daß der Hals gerade ist, wie er es im Stehen wäre. Das verhindert, daß der Körper zur Schulter hin einsinkt, die auf der Matratze ruht. So wird sich dein Hals nicht verkrampfen. (Abb. 10, 11) Leg dann den oberen Arm seitlich auf den Körper, oder laß wenigstens den Oberarm auf der Flanke ruhen, wobei du den Ellbogen abwinkelst. So krümmt sich die obere Schulter nicht nach unten, sinkt nicht zur Brust hin. (Abb. 11) Sie ruht vielmehr über der anderen Schulter und läßt Brust und Rücken frei.

Wenn du am Morgen aufstehst, setz dich nicht gleich ruckartig auf, weil sonst der Körper durch die starke Muskeltätigkeit eine Art Schock erleidet. Wenn du auf dem Rücken geschlafen hast, rollst du dich zunächst auf die Seite, bevor du

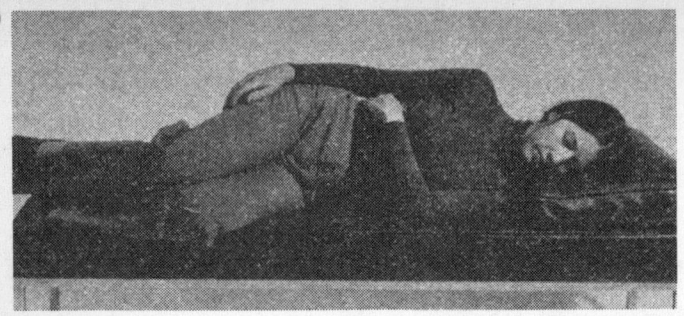

10. Lang.

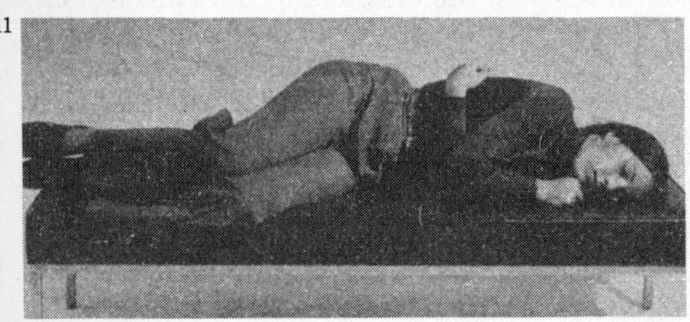

11. Verkrampft.

dich langsam aufsetzt und Kopf und Körper lok-
ker nach oben gehen läßt. Wenn du am Morgen
Gymnastikübungen machen willst, fängst du damit am besten *erst* an, *wenn* der Körper wacher
geworden ist und sich der Herzschlag auf deinen
Körper eingestellt hat, der in Bewegung ist.

Seelisches Gleichgewicht – Sorgen, Zorn, Angst

Du kannst die Alexander-Technik im Alltag auch
dafür einsetzen, im Gleichgewicht zu bleiben,

wenn es zu starken Gefühlserregungen kommt. Gefühle haben nichts mit bewußten Entscheidungen zu tun. Sie steigen aus dem Unbewußten auf, und das Bewußtsein hat zunächst keinen Einfluß auf sie. Wie wertvoll eine Kontrolle sein kann, wissen wir, wenn wir uns für einen Augenblick an die unglücklichen Ereignisse erinnern, zu denen es kommt, wenn wir aus Angst, Zorn oder Feindseligkeit heraus handeln und den Menschen, die uns nah sind, weh tun.

Jedes nachteilige, unsinnige, schwächende Gefühl kündigt sich in Verspannungen an, die du bemerken kannst, bevor es dich überwältigt und du durchdrehst. Bevor du vor Wut schier erstickst oder in die Luft gehst, spannen sich die Muskeln unter anderem in Hals- und Kinnbereich und an den Schultern. Wenn du diese Zeichen bemerkst, geh einfach aufmerksam und locker mit dem Kopf vorwärts nach oben und laß den Körper folgen. Das hat nichts mit einem Versuch zu tun, die Wut zu *unterdrücken*, was dich ganz zumacht und wodurch alles nur schlimmer wird. Da ist es besser, wenn dir die neu ausgerichtete Energie, die im ganzen Körper Verspannungen auflöst, die Mittel an die Hand gibt, mit der Emotion so umzugehen, daß sie zwar als Möglichkeit erhalten bleibt, von der her du handeln kannst, wobei sie aber weder deine Entschlußkraft noch dein Handeln beeinträchtigt.

Auf diese Weise kannst du zum Beispiel verhindern, daß du aus Angst panisch reagierst. Du kannst dann die Situation, die dir angst macht, abschätzen und etwas tun.

Einige hilfreiche Hinweise

Du kennst jetzt das einfache Programm, das die Art und Weise, wie du den Alltag meisterst, beträchtlich verändern kann.

Die Alexander-Technik ist so einfach; vielleicht legen wir uns deshalb Steine in den Weg, erfinden wir deshalb unnötigerweise Schwierigkeiten, die uns beim Lernen aufhalten. Vielleicht ist sie schlicht zu gut, um wahr zu sein: so einfach kann es nicht sein. Irgendwo muß etwas Kompliziertes verborgen sein, und so machen wir alles kompliziert.

Beim Unterrichten der Alexander-Technik habe ich viele der Hindernisse kennengelernt, die sich die Menschen am Anfang selbst schaffen. Im Folgenden beschreibe ich einige unnötige Erschwerungen, denen ich sehr häufig begegnet bin.

Diese knappen Darstellungen sollen eine Reihe hilfreicher Hinweise geben, wie die Technik auszuführen ist. Vielleicht sind dir die folgenden Schwierigkeiten unbekannt. Dann ist es gut. Aber möglicherweise entdeckst du das eine oder andere Hindernis, das dir das Erlernen der Technik erschwert. Wenn das der Fall sein sollte, siehst du dir die kurze Beschreibung, die auf dich zutrifft, aufmerksam an. Sie skizziert das Problem und gibt eine Lösung. Die folgenden Skizzen wollen nur das Verständnis erweitern und unnötige Probleme lösen, die du vielleicht von dir kennst. Sobald sie dir bewußt sind, kannst du dich von ihnen befreien und dir die Alexander-Technik ohne Schwierigkeiten zu eigen machen.

Der Besorgte

Bei Anfängern findet sich häufig die Haltung des »Ich kann nicht«. Diese Menschen lassen ihre Gedanken aus Gewohnheit um alles kreisen, was sie nicht tun wollen oder können. Wenn sie ihrem Körper beispielsweise sagen, dem Kopf zu folgen, fragen sie sich sofort: »Mach ich es auch wirklich?« Sie stellen fest, daß nichts geschieht, und denken dann: »Ich mach's nicht! Ich kann's nicht.«
Bei der Alexander-Technik geht es darum, aufmerksam zu betrachten, *was ich mache*. Bist du gebückt? Dann geh nach oben. Das, was du *nicht* tust, braucht dir keine Sorgen zu bereiten. Mit anderen Worten, wenn du das Gefühl hast, etwas falsch zu machen, brauchst du nicht ständig drüber zu jammern. Wenn du drüber nachdenkst, wie du dich am besten locker nach oben bewegst, ist das so, als würdest du große Pläne machen, die Wäsche zu waschen, statt es tatsächlich zu tun.

Die geplagte Hausfrau

Ich kann aus eigener Erfahrung am besten erklären, worum es hier geht. Ich war einmal in der

Küche, hatte den ganzen Morgen die Technik unterrichtet und viel davon gesprochen, wie wir auch bei den täglichen Arbeiten entspannt sein könnten. Ich schrubbte wie wild in einem angebrannten Topf herum, ließ mir alles durch den Kopf gehen und dachte plötzlich: »Wieso tust du nicht, was du predigst?« Ich ließ also meinen Kopf vorwärts nach oben gehen und den Körper folgen. Dabei wurde mir bewußt, daß ich vornübergebeugt stand und die Schultern einzog.

Als ich dann sehr locker stand, ließ ich meinen Arm länger werden und ihn die Brüste sehr leicht halten. Ich machte Experimente, wie fest ich wirklich zufassen müßte, und drückte nicht mehr mit soviel Gewalt gegen den Topf. Er wurde auch so sauber. Als ich mich besser und besser fühlte, stieg Schuldgefühl in mir auf. Irgendwas kann nicht stimmen, wenn ich mich aufgrund der Übung besser fühle, obwohl ich doch eigentlich müde und erschöpft sein müßte, dachte ich mir. Ich experimentierte aber weiter, bis der Topf sauber war. Ich fühlte mich tatsächlich frischer.

Nach dieser Erfahrung fiel mir auf, daß sich immer, wenn ich in der Küche oder im Haus arbeitete, eine bestimmte Körperhaltung einstellte. Jede Tätigkeit brachte eine andere, mühevolle Haltung mit sich. Nur wenn ich während der Tätigkeit überlegte, konnte ich das angestrengte Arbeiten vermeiden, das mir das Gefühl gab, alles richtig zu machen. Es besteht kein Anlaß, die geplagte Hausfrau zu spielen.

Die Denkerin

Sie meint: »Ich denke die ganze Zeit daran, daß mein Kopf nach oben gehen soll, aber nichts passiert.«

Ich sage ihr: »Du hast nicht genau verstanden, was ich mit ›Denken‹ meine. Es geht mir nicht darum, daß dir ständig Worte oder Gedanken durch den Kopf kreisen. Denken heißt in diesem Zusammenhang, daß ein aktiver Prozeß abläuft, der dich tatsächlich aus dem Nach-unten-gezogen-Werden löst, das du normalerweise kennst. Laß ihn zu. Wenn du eine direkte Erfahrung mit den Gedanken machen willst, mußt du die Worte hinter dir lassen.

Der Wissenschaftler

Er kommt zum Schluß: »Kopf und Körper können nur ein bestimmtes Stück in die Höhe, sonst fange ich ja an zu schweben. Wenn man diese Grenze erreicht hat, wie können da Worte sie noch höher bewegen?«

Er hat vergessen, daß »vorwärts nach oben« eine Richtung und kein Ort ist. Die Wirbelsäule läßt sich über einen bestimmten Punkt hinaus nicht länger machen. Doch während du dich bewegst, kannst du den Kopf immer noch weiter nach oben führen. Damit unterbindest du die Neigung, ihn nach unten sinken zu lassen.

Der Geschickte

»Wenn ich aufgrund einer Verspannung Kopfweh habe, kann ich mich zwingen ... also, ich kann meine Hände zu Hilfe nehmen. Ich kann meinen Hals strecken, indem ich mir eine Hand unter das Kinn lege, die andere auf die Schulter, und meinen Kopf in die Höhe drücke. Das geht natürlich nicht sehr lang. Wenn ich meine Hände wegnehme, senkt sich mein Kopf wieder.«

So kann man freilich nicht herumlaufen und noch seinen Tätigkeiten nachgehen. Du kannst aber ein paar hilfreiche Überlegungen anstellen, die jede Tätigkeit beeinflussen. Sag deinem Kopf, sich vorwärts nach oben zu bewegen, dem Körper, ihm zu folgen. Du setzt deine Aufmerksamkeit, nicht deine Hände ein.

Der Gleichgültige

Er meint: »Ach, das kostet so viel Energie, aufmerksam zu bleiben, sich daran zu erinnern, ›nach oben‹ zu gehen. Ich kann nicht herumlaufen und die ganze Zeit daran denken. Ich habe einiges zu erledigen, und es ist sehr schwer, zwei Dinge gleichzeitig zu tun.«

Wenn du verhindern willst, daß sich dein Kopf nach hinten und unten zieht, mußt du Gewohnheiten durchbrechen. Zunächst mußt du dich daran erinnern, daß du etwas anders machen willst, nämlich den Kopf vorwärts nach oben zu bewegen. Die Aufmerksamkeit darauf wird sich bald bei allem, was du tust, wie von selbst einstellen. Du mußt nicht erst daran denken, den Kopf zu bewegen. Die Bewegung stellt sich ein.

Immer der Reihe nach

Wer so denkt, sagt: »Bevor ich mich bewege, gehe ich jedesmal locker nach oben, aber es sieht so aus, als wäre ich steif und pedantisch.«
Ihm antworte ich: Schau, ob du locker nach oben gehen kannst, um eine Bewegung einzuleiten. Du gehst nicht *erst* nach oben und machst dann die Bewegung. So entsteht die Änderung aus der Tätigkeit selbst und nicht als Folge von etwas, was dir von außen aufgeschwatzt wurde. Wenn du das tust, steht das »Vorwärts nach oben« in einem Zusammenhang mit der Bewegung. Wenn du dich nach vorn beugst, kann sich dein Kopf trotzdem weg vom Körper bewegen, aber natürlich nicht in Richtung Zimmerdecke. Als nächstes lernst du dann, wie du während der Bewegung die Energie ständig nach oben lenken kannst.

Der Widerspenstige

Er erklärt: »Ich weiß, wo oben ist, und wenn ich stillsitze und nichts anderes mache, erinnere ich mich, daß ich daran denken soll. Aber sobald ich mich bewege, denke ich eben an diese Bewegung und vergesse, locker nach oben zu gehen. Ich muß doch sicher irgendwas machen, wenn ich mich auf dem Stuhl vorbeuge, irgendwelche Muskeln anspannen.«

Wenn du deinen Kopf vorwärts nach oben gehen läßt und der Körper folgt, bist du ja schon in Bewegung, und du brauchst dich nur weiterzubewegen, und du erreichst, was du willst. Du mußt noch lernen, die eigene Bewegung sein zu lassen, ohne dich zu verspannen oder nach unten zu sinken. Ich denke bei jeder Tätigkeit, daß ich mich mit Kopf und Körper nach oben bewege. Wenn ich meinen Arm zum Beispiel in *irgendeine* Richtung bewege, gehe ich mit dem Kopf nach oben und lasse den Körper folgen.

Der Ehrgeizige

Er ist mit seinem Problem das genaue Gegenteil vom Gleichgültigen: »Wenn ich das tue, was ich für das ›Nach-oben-Gehen‹ halte, wenn ich es dann weitermache, fühle ich mich sehr unbehaglich und steif. Ich versuche, die ganze Zeit daran zu denken, und dann habe ich das Gefühl, ich darf mich nicht bewegen, weil es sonst weg ist. Ich drehe also nie den Kopf und sacke im Stuhl auch nie zusammen.«
Wenn du denkst, du machst etwas richtig, dann laß diesen Gedanken los. Du änderst dich von einer Bewegung zur nächsten, und alle Tätigkeiten, die du dir vornimmst, verlangen etwas anderes. Was *du* tust, ist, daß du den Kopf dazu bringst, nach oben zu gehen, und wenn du eine Grenze erreichst, verspannst du dich, wirst steif und unbeweglich. Wenn du aufgefordert wirst, den Kopf vorwärts nach oben gehen und den Körper folgen zu lassen, geht es darum, daß du noch

ein wenig *beweglicher* und *lockerer* werden kannst. Wenn du an einen Punkt kommst, wo du dich nicht weiter ändern willst, ist die Beweglichkeit schon verschwunden.

Tatsache ist, daß du dich nach oben bewegst, sobald du daran denkst. Das ist gut so. Die Veränderung, die du einleiten kannst, ist sehr gering. Sei schon mit Geringem zufrieden, und die kleinen Veränderungen werden dir stärker auffallen.

Immer üben, üben

Sie übt viel und beklagt sich: »Ich gehe nach Hause und übe jeden Tag die Technik. Ich übe jeden Morgen zehn Minuten und nach dem Abendessen noch einmal. Ich kann mich auf dem Stuhl wirklich sehr gut nach vorn und hinten bewegen, aber anscheinend ändert sich nichts. Nach einem langen Tag im Büro bin ich immer noch so verspannt wie früher. Vielleicht übe ich falsch.«

Zunächst einmal Schluß mit dem Üben! Fang an zu leben. Wenn du das Prinzip der Alexander-Technik lernst, willst du wissen, wie du besser mit dir umgehen kannst. Und wann hast du am meisten Umgang mit dir selbst? Bei allen Tätigkeiten, die du Tag für Tag ausführst – wenn du ißt, mit einem Freund redest, dich duschst. Das machst du immer wieder, und wahrscheinlich nicht eben aufmerksam. Wenn du zum Beispiel beim Händewaschen zuläßt, daß sich dein Kopf vorwärts nach oben bewegt und der Körper folgt, setzt du das in die Praxis um, was du gelernt hast.

Bei all diesen Tätigkeiten brauchst du an nichts

zu denken. Achte aber ab und zu darauf, ob du nicht noch ein wenig lockerer werden kannst. Du stehst vor einer Wahl, die dir früher völlig unbekannt war – ob du etwas verspannt oder locker tun willst.

Die Haltungsbewußte

Sie sagt: »Ich kann mich einfach nicht erinnern, wo ich meinen Kopf hintun soll, um dieses Gefühl des Schwebens wieder zu haben. Wo soll er nochmal hin? Manchmal ziehe ich mein Kinn zurück, mach die Schultern gerade, aber sie bleiben nie in der Stellung. Und soll ich die Füße zuerst mit den Fersen oder den Zehen aufsetzen?«
Es gibt keine richtige Stellung, in die du Kopf, Körper, Schultern, Kinn oder sonst etwas bringen mußt. Beim Prinzip der Alexander-Technik geht es um *Bewegung*, nicht um Haltung oder Stellung. Wenn du nicht mehr in das natürliche Funktionieren deines Körpers eingreifst, richtest du dich von selbst auf.
Laß deinen Kopf vorwärts nach oben gehen, den Körper folgen, und zwar bei jeder Bewegung, zum Beispiel beim nächsten Schritt, den du tust. Dann bist du auf dem richtigen Weg.

Wer aufs Gewicht achtet

Eine vernünftige Frage: »Es heißt, wenn ich die Alexander-Technik anwende, werde ich lernen, wie ich alles mit weniger Kraft machen kann.

Werd' ich dann nicht schlaff, verlier ich nicht die Figur, wenn ich weniger Energie aufwende? Dann muß ich ja doppelt so viele Übungen machen.«

Die Vermutung stimmt nicht, daß reiner Krafteinsatz schon genügt, um eine gute Figur zu behalten. Deinem Körper hilft eher die Art und Weise, wie du deine Energie *einsetzt*. Verspannungen, an die du dich gewöhnt hast, halten dich nicht in Form. Sie machen nur die Muskeln hart und fest. Weil bestimmte Bereiche deines Körpers unnötigerweise verspannt sind, werden andere Muskeln überhaupt nicht gebraucht und setzen gewöhnlich Fett an. Wenn du deinen Körper als ein Ganzes zu gebrauchen lernst, werden alle Muskeln maximal durchgearbeitet, ganz gleich, was du tust.

Über die Autorin

Sarah Barker machte ihren Master of Fine Arts an der Southern Methodist University in Dallas, Texas. Sie hat die Alexander-Technik an einigen Hochschulen unterrichtet, so an der Ohio University und am Prescott College. Bei der Vorbereitung des Buches beriet sich Sarah Barker mit Professor Raymond Dart, einem berühmten Anthropologen, der den Australopithecus entdeckte und sich die Alexander-Technik selbst beibrachte, mit Frank Pierce Jones, der an der Tufts University wichtige wissenschaftliche Experimente über die Alexander-Technik durchführte, und mit Edward Maisel, der die Schriften Alexanders herausgab. Sarah Barker lehrt jetzt die Alexander-Technik am Webster College in St. Louis, Missouri.

Anhang

Kontaktadressen

In verschiedenen Ländern bestehen Vereinigungen der Lehrer der Alexander-Technik, deren Kontaktadressen unten angegeben sind. Über sie können Lehrerlisten bezogen werden sowie Auskunft über Ausbildung und Ausbildungsorte erfragt werden.

Deutschland:
Gesellschaft der Lehrer der F. M. Alexander-Technik e.V.: GLAT, Postfach 5312, 7800 Freiburg, Tel. 07 61/28 95 27

Schweiz:
Schweizerischer Verband der Lehrer der F. M. Alexander-Technik: SVLAT, Postfach, CH-8032 Zürich.

Österreich:
Michael Parkinson, Gerlgasse 21/27, 1030 Wien, Tel. 7 84 44 25

England:
Society of Teachers of the Alexander Technique: STAT, 10 London House, 266 Fulham Road, London SW10 9EL.

U.S.A.:
North American Society of Teachers of the Alexander Technique, P. O. BOX 148026, Chicago, IL 60614-8026, U.S.A.

Dänemark:
Miss H. Gounari, Solsmarkvej 20, 8240 Risskov, Dänemark.

Australien:
Australien Society of Teachers of the Alexander Technique, P. O. BOX 529, Milsons Point, Sydney 2061, Australia.

Canada:
Canadian Society of Teachers of the Alexander Technique, P. O. BOX 744, Station P, Toronto, Ontario M5S 2Z1, Canada.

Weitere Informationen zur G.L.A.T.

Die G.L.A.T. ist die Vereinigung der in Deutschland arbeitenden Lehrer der F. M. Alexander-Technik. Sie ist der Society of Teachers of the Alexander Technique, London (STAT, gegründet von F. M. Alexander) angegliedert und erfüllt die gleichen Standards.

Eine Liste der in Deutschland arbeitenden und der G.L.A.T. angeschlossenen Lehrer erhalten Sie unter obiger Adresse.

Die G.L.A.T. empfiehlt als Richtsatz für eine »Lesson« in der Alexander-Technik (30 Min.) DM 35,-.

Literatur über die Alexander-Technik
in deutscher Sprache

Alexander F. M., Der Gebrauch des Selbst, Kösel Verlag, München 1988

Alexander F. M., (Hrsg. Maisel E.), Die Grundlagen der Alexander-Technik, Arbor Verlag, Heidelberg, 1985

Barlow, W., Die Alexander-Technik, Kösel Verlag, München, 1983

Gelb M., Körperdynamik, Eine Einführung in die Alexander-Technik, Ullstein Verlag, Frankfurt, 1986

Alexander-Barlow, Marjory, Die Lehre des F. M. Alexander, Alexander-Gedächtnis-Vortrag, von 1965; zu beziehen über G.L.A.T.

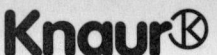
Hilf dir selbst, sonst hilft dir keiner
Die Kunst, glücklich zu leben. 176 S. [7610]

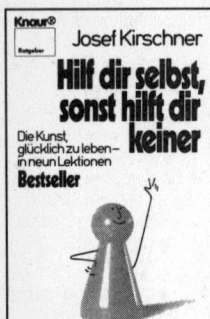

Die Kunst, ein Egoist zu sein
Egoisten sind bessere Menschen, denn sie beherrschen die Kunst, glücklich zu leben.
192 S. [7549]
Die Kunst, ohne Angst zu leben
Wie man lernt, um seine Freiheit zu kämpfen.
224 S. [7689]

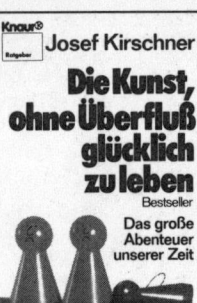

Die Kunst, ohne Überfluß glücklich zu leben
Das große Abenteuer unserer Zeit. 144 S. [7647]
Manipulieren – aber richtig
Die acht Gesetze der Menschenbeeinflussung. Eine Anleitung des Sich-Durchsetzens, des erfolgreichen Heraustretens aus der Masse der Passiven, der ständig Manipulierten.
144 S. [7442]
So hat man mehr Spaß am Sex
Die sieben praktischen Regeln, wie man das Liebesspiel spielt, ohne viel darüber zu reden.
112 S. [7719]

So lebt man glücklich – ohne Heirat
Das Buch zeigt: Nicht der Trauschein macht eine glückliche Beziehung aus, sondern einige grundlegende Prinzipien, die jeder mittels dieser Lebensschule erlernen kann.
96 S. [7740]

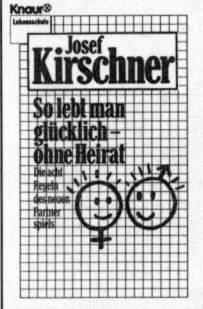

So macht man auf sich aufmerksam
Unbeachtet und frustriert? In diesem Band der Lebensschule finden interessierte Leser ausreichend Anregungen, an ihrem Leben einiges zu ändern. 96 S. [7741]

Josef Kirschner

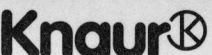

Feuerabendt, Sigmund / Hammer, Oscar
Yoga-Therapie
Der natürliche Weg zur Gesundheit.
Yoga ist eine uralte Sammlung von Erfahrungen über unseren Körper, Seele und Geist, über deren Funktionen, natürliche Fähigkeiten und innere Möglichkeiten. In diesem mit Bildern und Übungen ausgestatteten, sehr praxisorientierten Buch, erläutert der Autor seine Yoga-Therapie.
288 S. mit Abb. [7731]

Galton, Lawrence / Friedmann, Lawrence W.
Was tun, wenn der Rücken schmerzt?
„Zahllos sind die Aufklärungsbücher über Wirbelsäulenbeschwerden. Aber nur wenige orientieren den Patienten über Ursachen und Zusammenhänge so gut wie dieses Buch."
288 S. mit 58 Abb. [4302]

Gesundmacher und Seelenheiler
Wenn die Schulmedizin nicht mehr weiter weiß: außergewöhnliche Therapien für Körper und Seele.
144 S. [4325]

Kaufmann, Christine
Körperharmonie
Schönheit und Gesundheit als Spiegelbild bewußter Lebensgestaltung.
Ein Handbuch für alle, die auf eine ganzheitliche Pflege von Körper und Seele setzen wollen. 238 S. mit 14 s/w-Abb. [7721]

Knaurs Gesundheitslexikon
Der zuverlässige Ratgeber für Gesunde und Kranke – ein langbewährtes Nachschlagewerk für die Familie.
960 S. mit 195 Abb. [7002]

Kneipp, Sebastian
Meine Wasserkur
Kneipps Gesundheitslehre.
288 S. mit Abb. [4314]
So sollt ihr leben
Kneipps weltberühmter Ratgeber in zeitgemäßer Bearbeitung. 320 S. [4313]

Zi, Nancy
Die Kunst, richtig zu atmen
Dieses Buch erklärt anhand von 30 Übungen, wie jedermann lernen kann, seine Atmung in Energie umzusetzen. Es zeigt, wie wir ein stabileres Gleichgewicht und größere innere Kraft erlangen und Geist und Körper besser koordinieren können.
192 S. mit Abb. [7729]

Medizin und Gesundheit

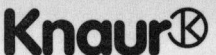

Solomon, Henry A.
Der Fitness-Wahn
Wieviel Training ist
gesund?
Henry A. Solomon,
Internist und Kardiologe,
warnt: Sport ist nur sinn-
voll, solange er nicht
exzessiv betrieben und
nicht zum absurden
Selbstzweck wird.
160 S. [3805]

Stössel, Jürgen-Peter
Herz im Streß
Ein wissenschaftlicher Tat-
sachenroman. Der Herzin-
farkt, jahrelang klassische
»Managerkrankheit«, trifft
heute vor allem Arbeiter.
Ihre psychosozialen Bela-
stungen wurden in einem
mehrjährigen Forschungs-
projekt umfassend analy-
siert. Die Ergebnisse zeigen, was sich hinter dem
landläufigen Schlagwort
»Streß« verbirgt.
288 S. [4323]

Berkeley Holistic
Health Center (Hrsg.)
**Das Buch der ganz-
heitlichen Gesundheit**
Alles über die natürlichen
Heilweisen und Mittel der
Selbsthilfe zu Körper, Geist
und Seele umfassender
Gesundheit. 576 S. [4321]

Derbolowsky, Udo Dr. med.
Richtig atmen hält gesund
Der Autor macht deutlich,
daß richtiges Atmen leib-
liche wie seelische Störun-
gen lindern oder gar behe-
ben kann. 192 S. [4307]

Kaiser, Dr. med. Josef H.
(Hrsg.)
**Das große
Kneipp-Hausbuch**
Dieses große Kneipp-Buch
leitet an zu richtiger
Ernährung, zu Anwendung
von Heilpflanzen sowie zu
einer naturgemäßen
Lebens- und Heilweise.
864 S. [4306]

Scholz, Herbert Dr. med.
**Der Bio-Plan
für die Gesundheit**
Ärztlicher Ratgeber für ein
natürliches Leben. Ein
biologischer Fahrplan, der
auf natürliche Weise
heilen hilft. 272 S. mit
zahlr. s/w-Abb. [4319]

Ullmann, Dr. Marcela
**Knaurs große Haus-
apotheke – Heilpflanzen**
Dr. Marcela Ullmann erläutert ausführlich Nahrungs-
und Arzneipflanzen, zeigt
die Wirkung dieser Pflan-
zen auf den menschlichen
Organismus, behandelt
Fragen wie Verträglichkeit
und Dosierung und emp-
fiehlt Zubereitungsarten.
464 S. [7732]

Obeck, Victor
Isometrik
Die erfolgreiche und revolutionäre Methode für
müheloses Muskeltraining.
128 S. mit 102 Abb. [4303]

Reger, Karl Heinz
Heilen durch Magnetkraft
Vom Mesmerismus zur
modernen Medizin.
Franz Anton Mesmer war
einer der ersten, der diese
Kräfte gezielt einsetzte.
Ein Bericht über seine
Heilungen unter dem
Gesichtspunkt heutiger
medizinischer Erkennt-
nisse. 176 S. [3771]

Medizin und
Gesundheit

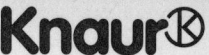

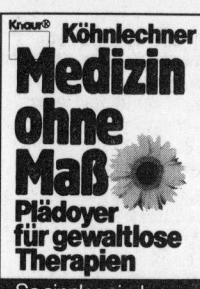

Köhnlechner, Manfred
Medizin ohne Maß
Plädoyer für gewaltlose Therapien. Köhnlechner zeigt die Ursachen der Fehlentwicklungen in der Arzneimittelforschung, in der klinischen Medizin und ihren Anwendungen auf den Menschen. 288 S. [4324]
Die sieben Säulen der Gesundheit
Krankheit ist kein Schicksal. Köhnlechner gibt hier praktische Anleitung zu einer gesünderen Lebensweise. 240 S. [4322]

Obeck, Victor
Isometrik
Die erfolgreiche und revolutionäre Methode für müheloses Muskeltraining. 128 S. mit 102 Abb. [4303]

Plötz, Werner (Hrsg.)
Bewerbungsstrategien für Berufsanfänger
Mit großem Test-Training. Dieses Buch ist eine notwendige Hilfe für alle, die nach einem Schulabschluß das erste Arbeitsverhältnis anstreben. Es hilft mit Regeln und Taktiken, sich auf die allgemein üblichen Testverfahren vorzubereiten. 300 S. [7748]

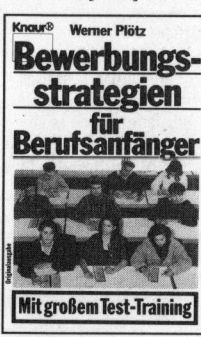

Legewie, Heiner / Ehlers, Wolfram
Knaurs moderne Psychologie
Eine umfassende, wissenschaftlich fundierte und allgemeinverständliche Übersicht über die psychologische Forschung. 320 S. mit 230 meist farb. Abb. [3506]

Strömsdörfer, Lars
Die Kriminalpolizei rät
Wie schütze ich mich gegen Diebstahl, Betrug und Gewaltverbrechen. 168 S. mit Abb. [7692]

Wölfing, Marie-Luise
Komm gib mir deine Hand
In diesen Briefen einer Mutter an ihr sterbendes Kind wird auf erschütternde, aber auch tröstende Weise die Auseinandersetzung mit der Todeserfahrung deutlich. 128 S. [3857]

Witkin-Lanoil, Georgia
Männer unter Stress
Symptome, Gefahren, Überlebensstrategien. Der Kreislauf beginnt mit der Erziehung »zu einem richtigen Mann«, die Sensibilität für die Warnsignale des eigenen Körpers ist den Männern aberzogen worden. Die Stressfalle ist gestellt. Dieses Selbsthilfe-Programm schafft Abhilfe. 256 S. [3851]

Rat & Tat

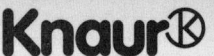

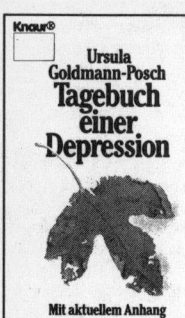

Goldmann-Posch, Ursula
Tagebuch einer Depression
Eindringlich und ehrlich
schildert Ursula Gold-
mann-Posch in ihrem
Buch die Hölle ihrer
Depression und ihre ver-
zweifelte Suche nach Hilfe.
Mit einem aktuellen Aus-
hang versehene Ausg-
abe! 192 S. [3890]

Graff, Paul
AIDS – Geißel unserer Zeit
700 000 Bundesbürger
dürften in 5 Jahren mit
dem Erreger infiziert sein.
Das Buch gibt mit solider
Kenntnis Auskunft über
die bisher verfügbaren
AIDS-Fakten.
176 S. [3815]

Johnson, Robert A.
Der Mann. Die Frau
Auf dem Weg zu ihrem
Selbst.
Aus der Analyse der Grals-
legende und des Mythos
von Amor und Psyche ent-
wickelt der Psychoanaly-
tiker Robert A. Johnson ein
neues Bild der weiblichen
und der männlichen
Psyche. 192 S. [3820]

Kneissler, Michael
Gebt der Liebe eine Chance
Liebe hat Menschen in die
Verzweiflung getrieben, zu
Ungeheuern gemacht,
ihnen alles Lebensglück
genommen. Dieses Buch
ist all jenen gewidmet, die
sich mit dieser Tatsache
nicht abfinden wollen und
für Veränderungen offen
sind. 256 S. [3823]

Bogen, Hans Joachim
Knaurs Buch der modernen
Biologie
Eine Einführung in die
Molekularbiologie.
280 S. mit 116 meist farbi-
gen Abb. [3279]

Hodgkinson, Liz
Sex ist nicht das Wichtigste
Anders lieben – anders
leben.
Die Illusionen der 60er
und 70er Jahre, ein unge-
hemmtes Sexualleben
werde die Menschen
befreien, haben sich nicht
bestätigt. Liebe kann nur
zwischen zwei Menschen
stattfinden, die sich
respektieren. Diese und
andere Thesen stellt Liz
Hodgkinson in ihrem
Buch auf und kommt zu
der Erkenntnis: Liebe
ist nur möglich im zöliba-
tären Leben.
Ca. 176 S. [3886]

Kubelka, Susanna
Endlich über vierzig
Der reifen Frau gehört die
Welt.
Eine Frau tritt den Beweis
an, daß man sich vor dem
Älterwerden nicht zu
fürchten braucht. Ihre
amüsanten und ermun-
ternden Attacken auf
überholte Vorstellungen
garantieren anregende
Lektürestunden.
288 S. [3826]

Anders leben